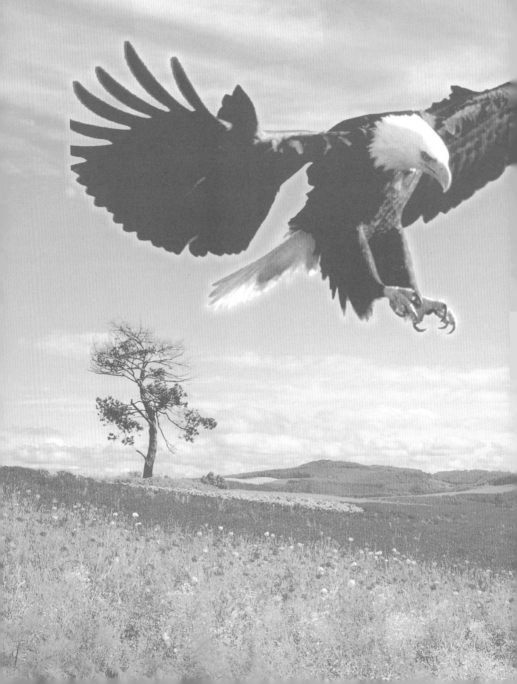

大展好書　好書大展
品嘗好書　冠群可期

大展好書　好書大展
品嘗好書　冠群可期

休閒保健叢書28

養生保健穴速成

（圖解100個養生保健穴）

附VCD

王穎 主編

品冠文化出版社

目　錄

第一部份

穴位按摩須知

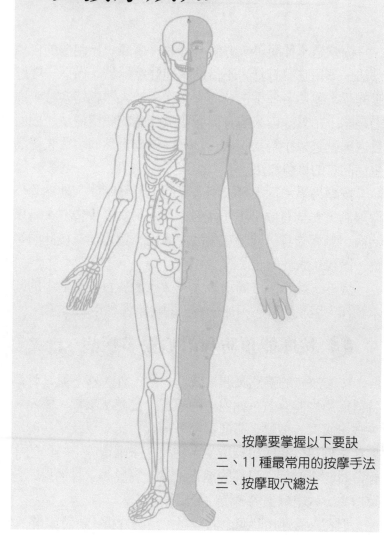

一、按摩要掌握以下要訣
二、11種最常用的按摩手法
三、按摩取穴總法

一、按摩要掌握以下要訣

按摩是一種簡單、方便、有效、價廉、無創傷的自然療法。不用吃藥打針、不借助其他醫療器械，僅憑一雙健康的手，運用各種手法技巧直接作用於人體經絡穴位，通過經絡，由外達內來強身健體治療疾病的整體療法。簡而言之，就是以手治病防病，是一種崇尚自然的現代人提高生活品質的綠色療法。

按摩易學易行，無須別人幫助，不受時間、地點等條件限制，安全有效，無任何副作用，男女老少皆宜，有病治病，無病強身。同時在生活中應用，還可加深彼此的親情，體現了人性的關懷。

另外，按摩手法簡單，大多數來源於日常生活中的基本動作，容易理解，稍加學習，即可掌握應用。

① 按摩能預防和治療很多疾病

按摩療法的適應證非常廣泛，內、外、婦、兒、骨傷各科疾患均能有效，如內科的感冒、發熱、咳嗽、頭痛、失眠、腹瀉、便秘、高血壓等多種常見病，以及某些疑難病症；外科的術後組織增生、粘連、尿瀦留等；婦科的痛經、月經不調等；兒科的消化不良、驚風等；骨傷科的骨質增生、軟組織損傷、慢性勞損等。

但在具體運用時應全面掌握，具體分析，辨證施術。

② 下列情況要禁止按摩

按摩療法雖然適應範圍很廣，但任何方法都不是萬能的，一般認爲下列情況不適合推拿按摩：

各種傳染病；精神病患者；各種潰瘍性皮膚病；嚴重的心、腦、肺等疾病患者；有出血傾向和血液病患者；急腹症；各種惡性腫瘤的局部；骨性關節炎、骨髓炎、骨腫瘤、嚴重的骨質疏鬆、骨折、骨裂患者；月經期、妊娠期婦女的腹部、腰部及合谷、至陰等敏感穴位；嚴重的燙傷、燒傷患者；過度疲勞、饑餓及酗酒者等。

③ 按摩的時間選擇

一般來講，患病後應儘量爭取在疾病的早期積極開展治療，按摩也不例外，此時病變程度輕，痛苦小，利於接受按摩治療，加速治癒。因此，對於疾病的推拿防治，初起時宜，病重時不宜，恢復期多用。但對於某些急性的扭挫傷，伴有局部毛細血管破裂、滲出、腫脹，此時應休息冷敷至少24小時以後再行按摩推拿爲妥。

另外，對於按摩選擇的時間可靈活掌握，一般的原則是空腹或剛進食或過於疲勞時不宜進行，家庭中以清晨及睡前爲宜，飯後1小時爲佳。

一般情況下，局部手法按摩15分鐘左右，內科、婦科疾病則爲30分鐘左右，小兒按摩以皮膚發紅爲度，急性病每天治療1～2次，慢性病可隔天治療，自我保健可每天1次，10～15次爲一個療程，間隔5～7天後再做下一個療程。

④ 按摩的體位及介質

體位的選擇要遵循以下三個原則：

一是根據病情的需要，充分暴露操作部位；

二是要使患者感覺舒適、肌肉放鬆、不易疲勞；

三是有利於術者進行手法操作，提高療效。

一般可選擇臥位、坐位。對年齡大、身體差的患者，多選擇臥位或有靠背的坐位；對於較小的孩子，可抱於家長懷中；自我保健按摩時，要避免強迫性體位，以免造成肌肉的疲勞甚至損傷。

爲保護皮膚及增強療效，有時可選擇推拿介質。就是在按摩時，操作者在手上蘸些油類、水、膏狀或粉狀物塗抹在施術部位，以減少對皮膚的摩擦，同時借助藥物的滲透作用，以加強按摩療效。

常用的介質有：蔥薑汁、酒精、冷水、藥酒、紅花油、凡士林、麻油、冬青膏、滑石粉、爽身粉等。

⑤ 按摩的力度選擇

手法按摩是以力的形式作用於體表，有人認爲推拿時力氣越大越好，這是不對的。必須強調手法和技巧的完美結合，由淺入深，以知爲度。

治療開始時，先用輕柔的手法，以試探受術者的耐受程度，同時也避免突然猛力擾亂正常氣血運行，以後逐漸加大力量以達到按摩所需的力度，在治療結束時再由強到弱，使病人有個適應過程。

整個過程，由淺入深，循序漸進，富有節奏，均勻適

中。具體來講，年齡越小、年老體弱、形體消瘦、女性、溫熱季節，手法的刺激量和力度要小，反之手法宜重；病位淺、病情重、急性損傷者手法宜輕，反之手法宜重。

總之，按摩穴位時要有「得氣」感，即酸麻重脹的感覺。治療內、婦、兒科的疾病，手法以柔和為主，治療的時間可長些，使作用深達病處。

二、11種最常用的按摩手法

1 按 法

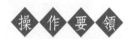

操 作 要 領

用手指或手掌或肘尖著力在體表一定穴位或部位上，逐漸用力，按而留之。按法又可分為以下幾種：

① 指按法

拇指伸直，用指面著力按壓，其餘四指起支撐協同作用，逐漸用力按壓，如單手指力不足，可用雙手拇指重疊用力下壓。

指按法接觸面小，刺激的力量可輕可重，多用於穴位的按摩，按壓的力量以有酸脹的感覺為宜。

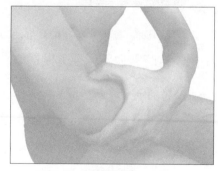

指按法

② 掌按法

用掌根或全掌按壓於體表一定部位，單手掌力不夠時，可雙手疊按。

掌按法接觸面較大，可用於多個穴位同時按摩，刺激緩和。

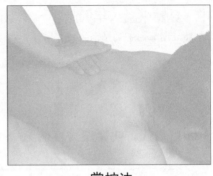

掌按法

③ 肘按法

屈曲肘關節，用肘尖部進行按壓，刺激較大，力量深透，多用於軟組織豐富的深在部位或穴位，如腰臀部、大腿部。

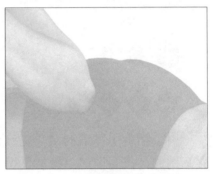

肘按法

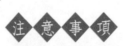
注　意　事　項

按法操作時用力方向要垂直，用力要由輕漸重，穩而持續，按時著力部位要緊貼體表，不可移動。

❷ 摩　法

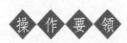
操　作　要　領

用手掌面或手指面附著在體表一定部位，以腕關節連同前臂做環形而有節奏的撫摩動作，不帶動皮下組織。摩

法是推拿手法中最輕柔
的一種方法。

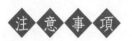

摩法操作時用力均
勻，輕緩，不可按壓，
腕關節放鬆，以前臂發
力帶動腕部，在體表做

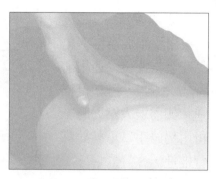

摩 法

圓周狀的旋轉移動。常
用於治療的開始和治療將要結束的時候。

③ 推 法

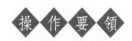

用指、掌、拳、肘著力於人體的治療部位做單方向的
直線移動的手法。可分爲拇指推法、掌推法、拳推法、肘
推法。

① 拇指推法

用拇指羅紋面著
力，其餘四指分開助
力，拇指做內收運動，
使指面在治療部位上做
直線推進。如雙手拇指
羅紋面自中間向兩旁分
向推動稱爲分推法。

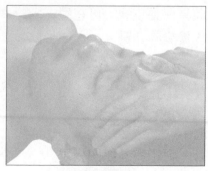

拇指推法

② 掌推法

用手掌面著力，重點在掌根部位，運用前臂力量向一定方向推進。如需增大壓力時，可用另一手掌重疊於掌背推進。

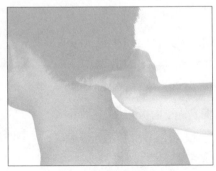

掌推法

③ 拳推法

手握拳，以拳心面著力，向一定方向推進。

④ 肘推法

屈肘關節，以肘尖突起處著力於一定部位，向一定方向推進。

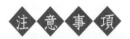
注　意　事　項

推法操作時要緊貼體表，壓力均勻適中，速度宜緩，用力平穩，應順著肌肉的縱行線直線單方向移動，不可歪斜，不可來回推動，有時為保護皮膚，可在體表塗少許介質。

④ 拿法

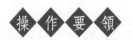
操　作　要　領

拇指與其餘四指羅紋面相對用力，內收提

拿　法

起，並做輕重交替而連續的一緊一鬆的揉捏動作的方法。

可分為二指拿法、三指拿法、四指拿法和五指拿法。

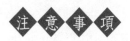

拿法操作時著力面為羅紋面，不可用指端或指甲，以免內摳破皮。同時腕關節要放鬆，動作連貫而有節奏，用力由輕到重，再由重到輕，不可使用暴力。

5 揉 法

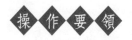

用手掌的大魚際、掌根部分或手指羅紋面著力，腕關節放鬆，做輕柔緩和的環旋運動，同時帶動該處的皮下組織共同運動的一種方法。

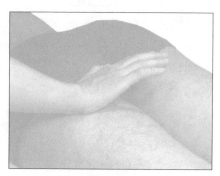

掌根揉法

分別稱為指揉法（根據手指的不同又分為拇指揉法、中指揉法、雙指揉法、三指揉法）、掌根揉法、魚際揉法。

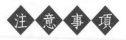

揉法操作時著力部位要吸定，手不能滑來滑去在體表摩擦，腕關節放鬆，動作靈活而柔和。

⑥ 擦 法

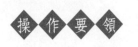

用手掌或大小魚際
緊貼皮膚，腕關節伸
直，稍用力下壓以肩關
節爲支點，上臂主動擺
動，帶動前臂和手掌在
體表做上下或左右方向
直線往返摩擦運動，使
治療部位產生一定的熱
量，局部有溫熱感。

分別有掌擦法、大
魚際擦法、側擦法。

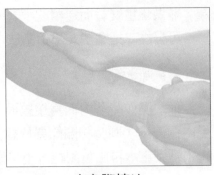

大魚際擦法

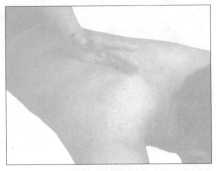

側擦法

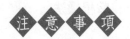

操作時著力部位要緊貼皮膚，直線往返，不可歪斜。
往返距離要拉長，動作連貫，壓力適中，使熱量深透產生
效果。同時操作時呼吸自然，不能屏氣。一般均需擦抹一
些介質來提高手法效應，作爲最後一個步驟完成。

⑦ 抹 法

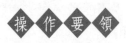

用拇指羅紋面或大魚際緊貼體表，略用力，根據不同

部位做上下、左右弧形、曲線往返移動或單方向移動的手法。

可單手操作，也可雙手操作，當用屈食指操作時就如眼保健操的第四節「輪刮眼眶」。

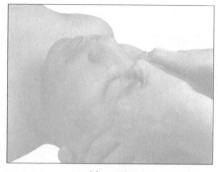

抹 法

注 意 事 項

抹法輕柔舒適，動作緩和，不追求局部熱感。來回抹動的距離要長，做到輕而不浮，重而不滯。拇指抹時，其餘四指輕輕扶住助力。

⑧ 點 法

操 作 要 領

點法是由按法演化而來，接觸面小，壓力強的按法就稱為點法。

用指端或屈指骨突部位著力，按而壓之，

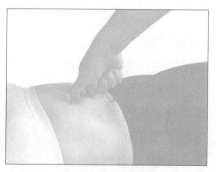

點 法

戳而點之。該方法著力點小，用力集中而深透，可起到類似針刺的效果，故又稱為「指針法」。

注 意 事 項

點法多用於點穴，因此取穴要準，要有強烈的酸麻重

脹的得氣感，每一穴可持續按壓1～3分鐘。

操作時用力的方向要垂直向下，逐漸加力。

⑨ 拍、捶、擊法

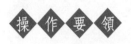

拍、捶、擊法均是以手在體表有節奏地擊打的方法。拍法是以手指自然併攏，掌指關節微屈的手形，運用腕力在體表有節奏、有彈性地拍打；捶法是以輕輕握拳的手形，以手掌尺側緣（下拳眼）為著力點進行有節奏地擊打；擊法是手指自然伸直，腕關節背伸的手形，用單手或雙手尺側緣有節奏地縱向劈打體表治療部位。

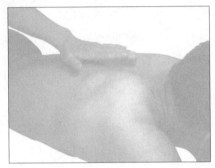

拍　法

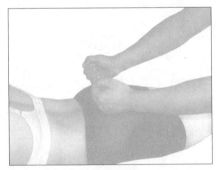

捶　法

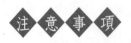

三法操作時要求平穩而有節奏，忌施暴力，可單手進行，也可雙手交替進行。

⑩ 捏脊法

以雙手拇指橈側面
頂住脊柱兩側皮膚，
食、中兩指前按與拇指
相對用力，輕輕捏起皮
膚，隨捏隨提，雙手交
替捻動向前。

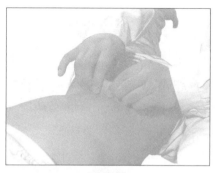

捏脊法

自尾骨端沿脊柱向
上一直到第七頸椎止，為捏脊1遍，一般以捏3遍為宜。
每捏3次提拿1次，稱「捏三提一法」。

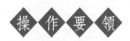

操作時腕關節放鬆，用指面捏提肌膚，不要用指端，
捏法應順序而進，先捏住肌膚，次提起，再推進，使捏脊
動作連綿不斷，用力要適當，不能擰轉肌膚。

⑪ 彈撥法

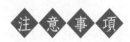

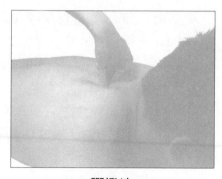

彈撥法

用拇指指端或羅紋
面按於治療部位，適當
用力下壓到一定深度，
待有酸脹感時，再做與
肌纖維（或肌腱、韌
帶、經絡方向）垂直方向的來回撥動。

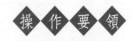

操作時向下的壓力不宜過重，以病人能忍受爲度，撥動時指下應有彈動感，而不能在皮膚表面有摩擦移動。

另外，撥動的方向、角度、幅度也應根據局部肌肉的走行方向決定。

三、 按摩取穴總法

人體有經穴361個，奇穴無數個，這裡介紹的以經穴爲主，並有少量奇穴，每個穴位都有其特殊的功能。

如果能掌握這些穴位的定位，同時又熟悉了按摩的手法，就可以進行穴位按摩了。

1 手指比量法

可用自己的手指進行量取穴位，分爲3種方法：

（1）中指同身寸法

即中指屈曲時，中節內側兩端紋頭之間作爲1寸。這種方法可用於四肢部取穴的直寸和背部取穴的橫寸。

（2）拇指同身寸法

即拇指的指關節的橫度作爲1寸。此法適用於四肢部直寸取穴。

（3）橫指同身寸法

除拇指外其餘四指相併，以中指第2節爲準，量取四

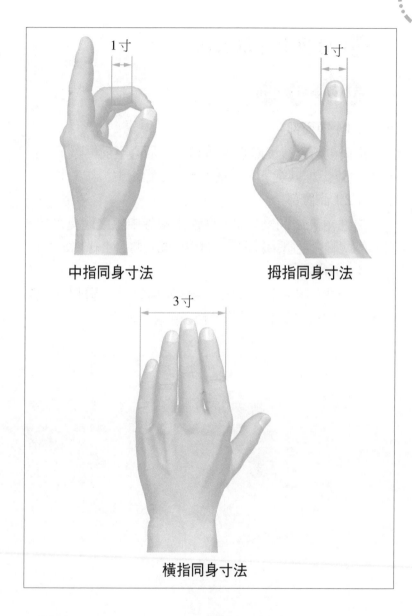

中指同身寸法　　　　　拇指同身寸法

横指同身寸法

指橫度作爲3寸。此法多用於下肢、下腹部和背部的橫寸。

② 骨度分寸取穴法

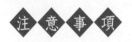

（1）頭面部

從前髮際至後髮際正中爲12寸。眉心至前髮際正中爲3寸。第7頸椎棘突下（大椎）至後髮際正中折作3寸。

（2）胸腹部

男性兩乳之間爲8寸，女性兩鎖骨中線之間寬度爲8寸。胸劍聯合至臍中爲8寸。臍中至恥骨聯合上緣爲5寸。

（3）背腰部

第7頸椎棘突下（大椎）至尾骶爲21寸。肩胛骨內側緣至後正中線爲3寸。肩峰至後正中線爲8寸。

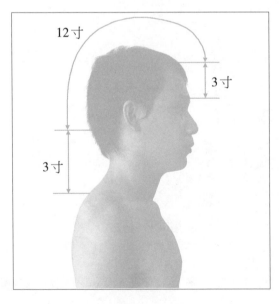

頭面部

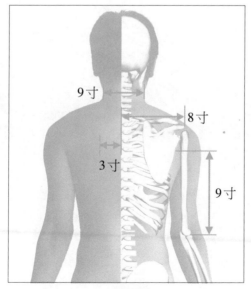

胸腹部

背腰部

（4）上肢部

腋前、後紋頭至肘橫紋為9寸。肘橫紋至腕橫紋為12寸。

（5）下肢部

恥骨聯合上緣至股骨內上髁上緣為18寸。脛骨內側髁下方至內踝尖為13寸。內踝尖至足底為3寸。股骨大轉子至膕橫紋為19寸。臀橫紋至膕橫紋折作14寸。膕橫紋至外踝高點為16寸。外踝高點至足底為3寸。

注意： 人體各部位取穴，以骨度分寸法為主，手指同身寸法為輔。

第二部份

100個養生保健穴

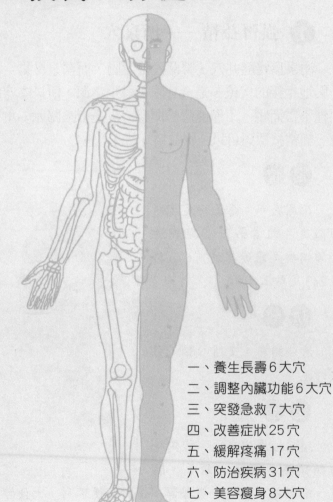

一、養生長壽６大穴
二、調整內臟功能６大穴
三、突發急救７大穴
四、改善症狀25穴
五、緩解疼痛17穴
六、防治疾病31穴
七、美容瘦身８大穴

一、養生長壽６大穴

① 強腎益精——湧泉穴

湧泉爲腎經井穴，腎藏元陰元陽，而湧泉又爲全身唯一與地相接的穴位，是全身陰氣發生之源，所以本穴的重要性不言而喻，不僅能醒神開竅，更是引火歸元的重要穴位，經常按揉還可以強腎益精。

 定 位

在足底部，蜷足時足前部凹陷處。約當第2、3趾蹠縫紋頭端與足跟連線的前1/3與後2/3交點上。

 功 效

清熱開竅，交通心腎，引火歸元。

 主 治

經常按摩湧泉穴，能夠緩解頭頂痛、腰痛、頭暈、眼花、咽喉痛、舌乾、失聲等。還對小便不利、大便難、小兒驚風、癲癇、癔病、昏厥等病有治療作用。

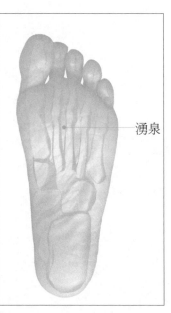

湧泉

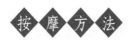

按摩方法

　　每天早、晚按摩湧泉穴，每次100下。方法可以用一手拇指按揉對側湧泉穴，也可以用四指搓對側湧泉穴。堅持經常按摩能夠強腎益精，擺脫亞健康狀態。

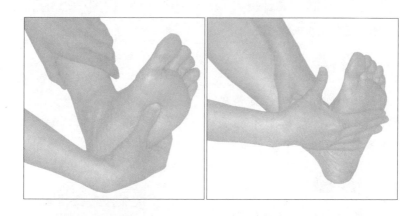

按穴療疾

　　按揉湧泉、太衝、百會治療頭項痛。方法是用一手拇指按住對側湧泉穴，按壓時心中默數5下，連做5次。同法按揉太衝穴。再用雙手中指按揉百會穴60下。

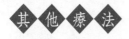

其他療法

　　取黃連、吳茱萸等份研末，用醋調成糊在湧泉穴位上敷貼，引火下行，治療腎陰虛，虛火上炎所致口腔潰瘍、牙齦萎縮諸證。

② 扶正健胃——足三里穴

足三里穴應用廣泛，堪稱全身第一大穴，大多疾病均可選用。對於急性胃痛，往往一次而癒；補脾運胃，療效顯著；且有強壯作用，為保健要穴，常溫和灸可扶正健胃，強身健體。《針灸大成》認為：「主治胃中寒，心腹脹滿，腸鳴臟氣虛憊。」

定 位

在小腿前外側，當犢鼻穴下3寸（4橫指），距脛骨前緣1橫指（中指）。

功 效

健脾和胃，消積化滯，疏通經絡，調和氣血，扶正祛邪，防病保健。

主 治

此穴具有上述諸多功效，對胃痛、胃腸虛弱、消化不良、嘔吐、腹脹、泄瀉、痢疾、便秘等有較好的療效。經常按摩此穴對乳腺炎、下肢痹痛、水腫、癲狂、神經衰弱、體虛羸瘦等有較好的療效。

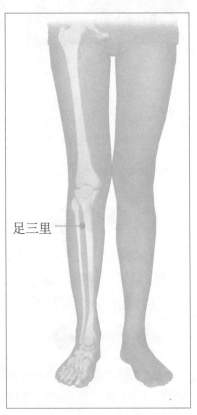

足三里

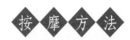

按摩方法

每天早、晚按摩足三里穴，每次100下。方法可以用雙手拇指按揉同側足三里穴，也可以手握空拳敲打同側足三里穴。堅持經常按摩能夠扶正健胃。

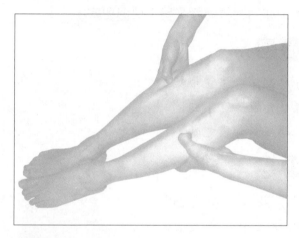

按穴療疾

按揉足三里、中脘穴治療消化不良。方法是雙手拇指同時放在同側足三里穴上，按壓時心中默數5下，連做5次。然後食指、中指、無名指放在中脘穴上，稍用力按壓30下。

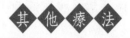

其他療法

艾灸足三里能強身健體，預防疾病，提高免疫機能，防治白細胞減少症。每天灸1次，每次10～15分鐘，以局部皮膚紅潤爲度。古人云：若得安，三里常不干。

③ 强腰健膝──命門穴

命門穴為「生命之門」，為生氣之源，精神之所舍，元氣之所繫，五臟六腑之本。凡腎陽虛衰諸證，如腦、心、臍、腰背、胞宮、陰器等疾患，均可取本穴。方法尤宜施灸，亦為強腰健膝、養生保健要穴。

定位

在腰部，當後正中線上，第2腰椎棘突下凹陷中，肚臍正對背後之處。

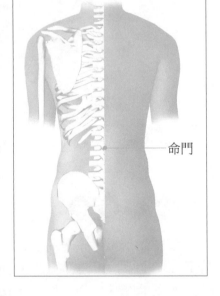

命門

功效

補腎壯陽，強健腰膝，固精止帶，調經止瀉。

主治

按摩此穴對於虛損腰痛、腰扭傷、遺尿、尿頻、泄瀉、遺精、白濁、陽痿、早洩、赤白帶下、胎屢墜等有較好的療效。經常按摩此穴，能緩解耳鳴、癲癇、驚恐、手足逆冷等。

按摩方法

每天早、晚按摩命門穴，每次100下。方法可以用雙

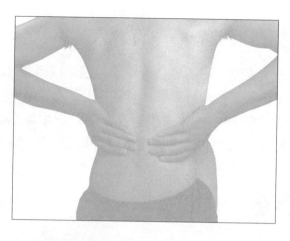

手同搓命門穴，也可以雙手握空拳輪流敲打命門穴。堅持經常按摩能夠強腰健膝。

灸命門、隔鹽灸神闕穴，治療中風脫證。在命門穴上拔罐，每天1次，每次10～15分鐘，對下肢、肚臍下創傷後皮膚癒合有促進作用。

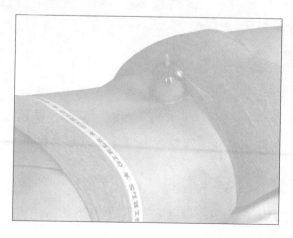

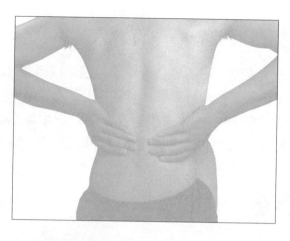

④ 醒腦益智——百會穴

百會穴亦稱「三陽五會」，手足三陽經與督脈的陽氣交會於此，位於巔頂最高處，該穴爲人體養生保健大穴。

但取穴時應注意，一般可在兩耳連線中點觸及一凹陷，凹陷中央爲百會穴。經常按摩百會穴能夠醒腦開竅，提神益智，提高記憶力。

定位

在頭部，當前髮際正中直上5寸，或兩耳尖連線中點處。

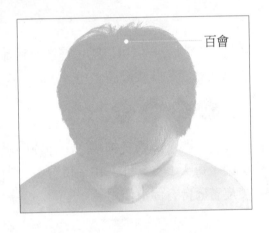

百會

功效

平肝息風，醒腦安神，清熱開竅，升陽固脫。

主治

按摩此穴能治療頭痛、眩暈、失眠、驚悸、健忘等。經常按摩此穴，對中風不語、癲狂、癇證、癔病、耳鳴、鼻塞、脫肛、痔疾、陰挺、泄瀉等有很好的作用。

按摩方法

每天早、晚按摩百會穴，每次60下。方法可以用雙手

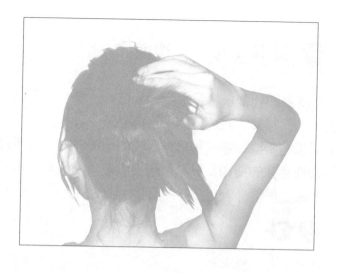

中指同時按揉同側百會穴，也可以用單手掌拍打百會穴。
堅持經常按摩能夠提高免疫力。

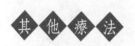

　　艾條灸或者艾炷灸
百會穴，每天1次，每
次10～15分鐘，治療
臟器下垂。

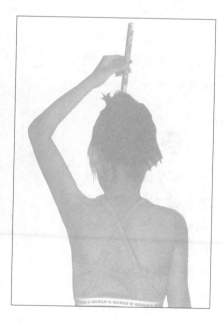

⑤ 長壽大穴──神闕穴

　　神闕穴即肚臍，《醫宗金鑒》曰：「臍者，小兒之根蒂也，名曰神闕，穴近三陰，喜溫惡涼，喜乾惡濕。」近年來興起的臍療，是一種可以嘗試的治療方法，但不宜應用刺激性過強的藥物，以免引起皮膚破潰、感染。本穴亦稱「生命之根蒂」。宜多灸，溫壯元陽，益壽延年。

在腹中部，臍中央。

　　培元固本，回陽救逆，補益脾胃，調理腸腑。

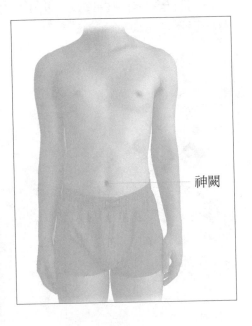

神闕

主治

　　按摩此穴能治療中風虛脫、四肢厥冷、形憊體乏、繞臍腹痛、腸炎、脫肛、便秘、小便不禁、婦女不孕等。

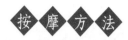

按摩方法

每天早、晚按摩神闕穴，每次順時針、逆時針各100下。方法是：將左手放在肚臍上，右手放在左手上按揉，也可以單手掌按揉。堅持經常按摩能夠溫壯元陽，益壽延年。

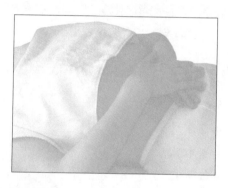

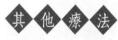

其他療法

1. 大艾炷隔鹽灸回陽救逆，治療脫證。
2. 隔鹽灸治療痢疾桿菌引起的痢疾。
3. 吳茱萸粉5克，在神闕穴上敷貼治療原發性高血壓。

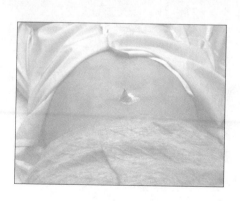

⑥ 保健大穴──合谷穴

　　合谷穴爲足陽明大腸經之原穴，原穴爲經氣彙集之處，陽明經爲多氣多血之經，故合谷爲氣血彙聚之大穴，按摩本穴可疏通循行所過之處氣血，故本穴擅治氣血不通之急性痛證，又是保健大穴。

 定位

　　在手背，第1、2掌骨間，當第2掌骨橈側的中點處。取穴時一手拇指橫紋放在另一手虎口處，拇指上抬下壓處即是合谷穴。

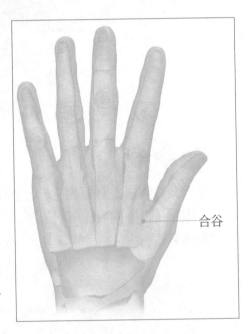

合谷

 功效

　　疏風清熱，消腫止痛，理氣活血，益氣回陽。

主治

　　此穴似乎可以包治百病，如頭痛、目赤腫痛、鼻出血、鼻炎、齒痛、牙關緊閉、口眼喎斜、耳聾、疟腮、咽喉腫痛、熱病無汗、多汗、腹痛、便秘、經閉、滯產等。

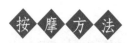

每天早、晚按摩合谷穴，每次100下。方法是：將左手拇指橫紋放在右手虎口處，指尖向下，所點之處為合谷穴。然後將左手翻上抓住右手手背，左手拇指有節奏地按壓合谷穴。

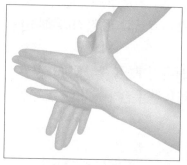
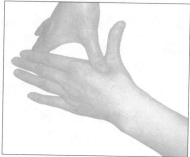
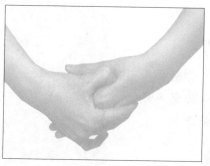

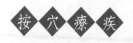

按揉合谷穴可以治療很多種疾病。頭痛、牙痛時按揉合谷60下，能夠緩解；鼻塞時，按揉合谷穴1～2分鐘，能迅速緩解。

第二部分　100個養生保健穴

二、 調整內臟功能 6 大穴

1 增強心臟功能——膻中穴

膻中穴為氣會，又稱「上氣海」，穴下內部為心包及心臟，作用為寬胸理氣，善治氣滯心胸諸證，經常按摩能增強心臟功能。

如果平時感覺胸悶不暢，即可用掌根輕輕揉動本穴，片刻即會感覺「豁然開朗」。也可以雙手合十，用雙掌大魚際部位上下擦動，直至胸前發熱發紅，也極有效驗。

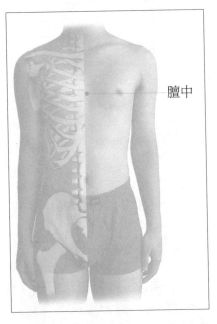

膻中

定位

在胸部，當前正中線上，平第 4 肋間，兩乳頭連線的中點。

功效

寬胸利膈，清肺降氣，通絡安神。

主治

按摩此穴能治療咳嗽、氣喘、咯唾膿血等。經常按摩

此穴，對胸痹心痛、心悸、心煩、產婦少乳等有效。

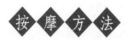

每天早、晚按摩膻中穴，每次100下。方法是：用一手中指、食指按住膻中穴，按壓時心中默數5下，連做5次。堅持經常按摩能夠增強心臟功能。

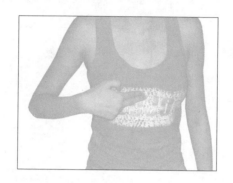

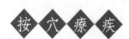

按揉膻中、神門穴可快速緩解心悸、氣短。按摩膻中的方法可參考上面的敘述。再用一手拇指按揉對側神門穴60下，兩手交換。

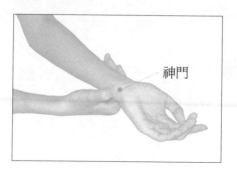

神門

② 强化肺功能——肺俞穴

肺俞穴爲止咳要穴，一般咳嗽均可針刺本穴治療，肺氣虛咳嗽則可灸治。本穴爲貼敷治病的主要穴位，能強化肺功能，止咳平喘。

在背部，當第3胸椎棘突下，旁開1.5寸（2橫指）。頸後最高骨爲第7頸椎，往下再數3節爲第3胸椎。

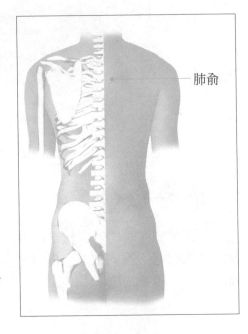

肺俞

功效

疏風解表，宣肺理氣，養陰清肺。

主治

按摩此穴能治療咳嗽、氣喘、吐血、骨蒸、潮熱、盜汗、鼻塞。

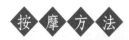

按 摩 方 法

每天早、晚按摩肺俞穴，每次100下。方法是：將雙手食指、中指按揉雙側肺俞，按壓時心中默數5下，連做5次。堅持經常按摩能夠強化肺功能。

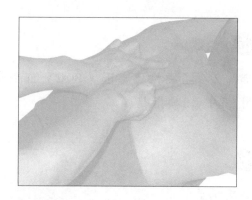

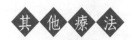

其 他 療 法

1. 點刺拔罐出血，治療粉刺。方法是在肺俞穴上消毒，用三棱針點刺出血，再拔罐，留罐10分鐘，每天1次。

2. 艾灸肺俞穴可治療喘證，每天1次，每次10～15分鐘。本穴為穴位敷貼常用穴。

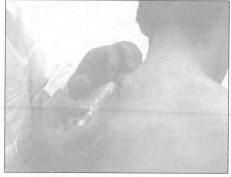

③ 強化腎功能──腎俞穴

腎俞穴更宜灸治腎陽虛，是常用保健穴之一。經常按摩腎俞穴能強化腎功能，預防腎虛腰痛。

定位

在腰部，當第2腰椎棘突下（與肚臍正對背後平行處），旁開1.5寸（2橫指）。

功效

滋腎壯陽，益精添髓，利水消腫。

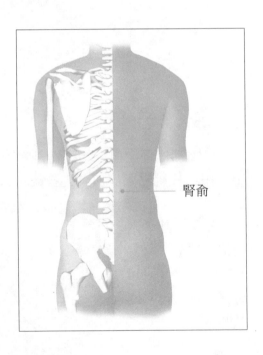

腎俞

主治

按摩此穴能治療遺尿、遺精、陽痿、月經不調、白帶、耳鳴、耳聾、健忘、腰痛。

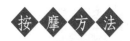

每天早、晚按摩腎俞穴，每次100下。方法是：用雙手同搓腎俞穴，也可以雙手握空拳敲打腎俞穴。堅持經常按摩能夠強化腎功能。

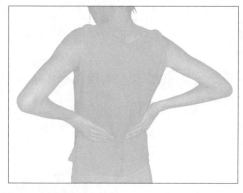

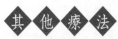

宜灸，可針上加灸；艾炷灸7～9壯治療腎陽虛證；艾條灸可作爲陽虛患者保健措施；用溫灸盒灸治療腎虛腰痛。每天1次，每次10～15分鐘。

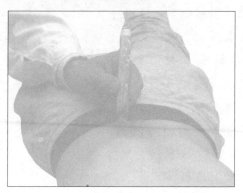

④ 增強脾胃功能——中脘穴

脘爲胃腑，中脘位於胃的中部，是任脈的上腹部腧穴。中脘穴下內部約當胃的幽門部，是胃的募穴，又是六腑之會穴，凡六腑之病如胃、膽、腸等臟器發生的疾病，用中脘穴治療都有效。

 定 位

在上腹部，前正中線上，當臍中上4寸，即胸骨（劍突）與臍之間中點。

功 效

健脾和胃，消積化滯，升清降濁，理氣止痛。

主 治

按摩此穴能治療胃脘痛、腹脹、嘔吐、呃逆、吞酸、食不化、疳積、黃疸、腸鳴、便秘、便血、脇下堅痛、虛勞吐血、哮喘等。

經常按摩此穴對頭痛、失眠、驚悸、驚風、產後血暈等有效。

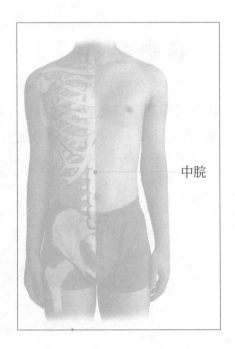

中脘

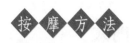

每天早、晚按摩中脘穴，每次順時針、逆時針各100下。方法是：將左手放在中脘穴上，右手放在左手上按揉，也可以單手掌按揉。堅持經常按摩能夠增強脾胃功能。

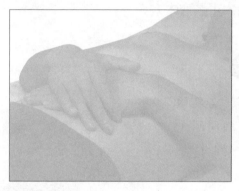

按揉中脘、足三里穴治療胃部不適。方法是用一手中指、食指按揉中脘穴60下。然後再用雙手拇指按揉同側足三里穴100下。

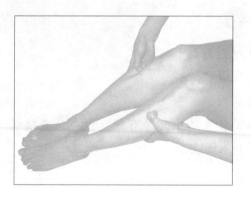

⑤ 强化肝功能——期門穴

期門穴爲肝經的終止穴，又是足厥陰、足太陰、陰維脈的交會穴，並爲肝之經氣聚集之處，爲肝之募穴，某些肝臟的疾病，可選取本穴。

 定 位

在胸部，當乳頭直下，第6肋間隙，前正中線旁開4寸。

 功 效

疏肝理氣，利膽止痛，行氣化瘀。

 主 治

按摩此穴對胸脇脹滿疼痛、嘔吐、呃逆、吞酸、腹脹、泄瀉、饑不欲食、胸中熱等有效。還能治療咳喘、瘧疾、黃疸、傷寒熱入血室等。

期門

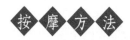

按　摩　方　法

　　每天早、晚按摩期門穴，每次100下。方法是：用雙手同時按揉期門穴，按壓時心中默數5下，連做5次。堅持經常按摩能夠強化肝功能。

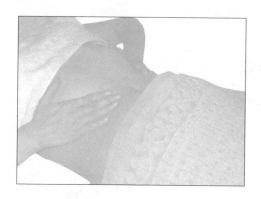

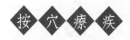

按　穴　療　疾

　　推擦期門穴治療脅肋痛。方法是：用雙手小魚際按住雙側期門穴，往下推擦，每次60下，每天1次。

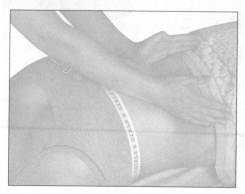

第二部分　100個養生保健穴

⑥ 益氣補虛——氣海穴

氣海穴為諸氣之海，能大補元氣，主治臟氣虛憊諸證，穴下內部是小腸，為氣會穴，具有增強元氣、補腎壯陽、總調下焦的作用。

在下腹部，前正中線上，當臍中下1.5寸（2橫指）。

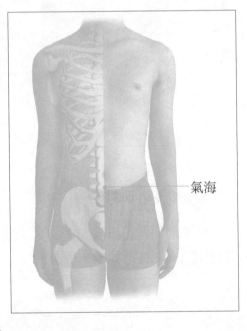

氣海

補腎固精，補氣升陽，調理沖任。

主治

繞臍腹痛、脘腹脹滿、遺尿、遺精、陽痿、月經不調、帶下、痛經、崩漏、四肢乏力。

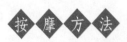

每天早、晚按摩氣海穴，每次順時針、逆時針各100

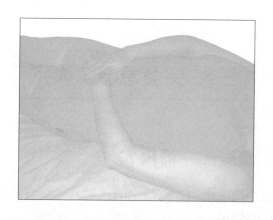

下。方法是：將左手放在氣海穴上，右手放在左手上按揉，也可以單手掌按揉。堅持經常按摩能夠補腎壯陽。

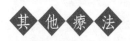

配灸關元、膏肓、足三里治喘息短氣（元氣虛憊）。

配關元、命門（重灸）、神闕（隔鹽灸）急救中風脫證。

配足三里、合谷、百會治胃下垂、子宮下垂、脫肛。

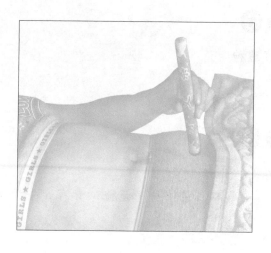

三、突發急救 7 大穴

❶ 驚厥──商陽穴

商陽穴爲手陽明大腸經上的起始穴，具有開竅醒神、清熱利咽的作用。

在手食指末節橈側，距指甲角0.1寸。

開竅醒神，清熱利咽。

商陽

【主治】

按摩此穴能治療耳聾、齒痛、咽喉腫痛、頜腫、青盲、手指麻木、昏迷。

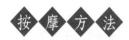

当幼兒突發驚厥時，應立即用拇指指甲重掐患兒商陽穴，直至患兒蘇醒，此方法適用於幼兒高熱驚厥。

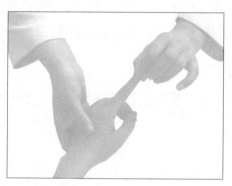

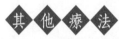

用三棱針點刺商陽穴出血十餘滴，待血色轉淡後以乾棉球緊壓出血點，並立即以一片厚如硬幣的蒜片貼敷針孔上，用艾條灸之（也可直接灸），每次30分鐘，每天2次，適用於治療顏面疔瘡。

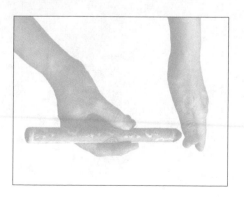

② 昏厥──水溝穴

水溝穴爲急救要穴，具有清熱息風、醒腦開竅的作用。人身之督脈、任脈，一陽一陰，猶如天、地，古稱天、地、人爲「三才」，地氣通於口，天氣通於鼻，而本穴正居口鼻之間，可見本穴可溝通天、地之氣。

在面部，當人中溝的上1/3與中1/3交點處。

醒腦開竅，回陽救逆，清熱息風，通督止痛。

按摩此穴能治療昏迷、暈厥、暑病、癲狂、癇證、急慢驚風、鼻塞、鼻出血、牙關緊閉、黃疸、消渴、霍亂、溫疫、脊脅強痛、挫閃腰疼。

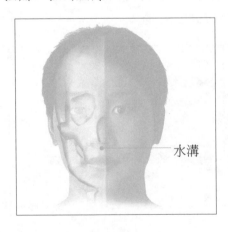

水溝

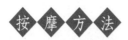

以拇指指甲掐按水溝穴，其餘四指托住下頦，用力持續掐按，可迅速緩解昏厥。

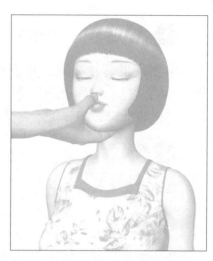

刺激水溝穴可以顯著升高血壓。在危急情況下，升高血壓可以保證機體各個重要臟器的血液供應，維持生命活動，爲治療原發病贏得寶貴的時間。

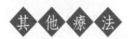

①人中特短，溝道扁平，溝緣隱約可見，色淡，提示女性子宮較小或男性陰莖短小，睪丸先天發育不良。

②人中溝道狹窄細長，溝緣顯著，提示女性子宮體狹小，宮頸狹長，多見痛經；男性可見包皮過緊或過長。

③人中溝道或一側溝緣向左或向右偏斜（除先天性、損傷性及神經性的鼻唇溝變形外），提示女性子宮體偏斜。

④人中上寬下窄，似「倒梨」形狀，提示女性子宮前傾。

⑤人中上窄下寬，呈「八字形」改變，提示女性子宮後傾。

❸ 昏迷──中衝穴

中衝穴為急救要穴，具有清熱息風、醒腦開竅的作用。中衝穴是心包經上的穴位，按摩此穴能使聚集在體表的高熱之氣散發，因此，本穴又是降溫的特效穴。

在手中指末節尖端中央。

清心開竅，寧心安神。

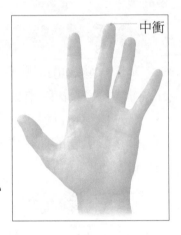

中衝

按摩此穴能治療中風昏迷、舌強不語、中暑、昏厥、小兒驚風、熱病、舌下腫痛。

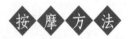

男左女右中衝穴重力按壓，用於搶救昏迷患者。

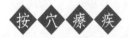

治療中風昏迷，選取中衝、水溝、太衝、勞宮，每穴按摩100下，每天3次；治療小兒發熱，選取中衝、大椎、合谷，在發熱時按摩，每穴50～100下。

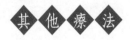

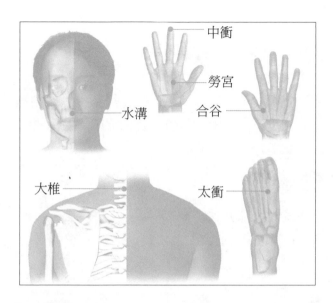

①中指圓長而健壯，3個指節長短平均一致，指型筆直，提示元氣充足，身體健康。

②中指蒼白，細小而瘦，提示心血管系統功能不足或貧血。

③指頭偏曲，指節漏縫，提示心與小腸功能較弱。

④中間指節突出長，提示精力不足，鈣質代謝失常，易患骨與牙齒疾患。

⑤中指偏短（從手背中指指節點測量至指尖，其長度小於手掌），提示從少年至青壯年時期身體一直健康、無大疾，但老年時期易患肺臟及腎臟疾病。

⑥中指偏長，提示性情溫和，多愁善感，易患心、腦血管疾病。

⑦指掌等長，提示陰陽氣血處於統一、平衡狀態，身體素質較好，健康而無大疾。

④ 中暑——關衝穴

關衝穴爲急救要穴，具有清熱息風、醒腦開竅的作用。關衝穴是三焦經上的穴位，是治療中暑的特效穴。

在手環指末節尺側，距指甲角0.1寸（指寸）。

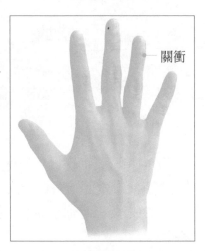

關衝

疏風清熱，醒神開竅。

按摩此穴能治療昏厥、頭痛、目赤、耳聾、耳鳴、喉痹、舌強、熱病、心煩。

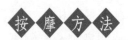

掐揉關衝、內關、水溝治療中暑、昏厥。

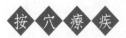

手少陽三焦經起於關衝穴，從臂外側上行至肩，繞耳後，達眉角，所以，該經上的穴位對於眼部疾病、頭面部

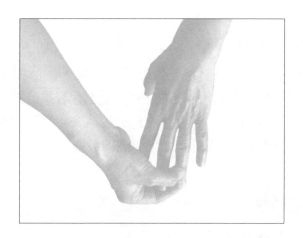

疾病、肩臂疼痛等有很好的作用。經常按摩關衝穴，對緩解頭痛、心煩、失眠等有效。

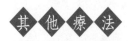

①無名指指節長短平均一致，直而不曲，提示健康。

②無名指過長或過短，提示中年時期臟腑功能受損，或內臟有疾病。

③無名指過於短小，提示元氣不足，體力欠佳。

④無名指蒼白而細小，提示泌尿、生殖系統功能較差。

⑤無名指根部一節過於衰弱，提示生殖能力與內分泌功能較為薄弱。

⑥無名指第2指節過長，或蒼白、瘦弱，提示鈣質吸收不良，以致骨骼、牙齒均較為脆弱易損。

⑦指頭偏曲，指節間漏縫，提示神經衰弱、情志抑鬱或泌尿系統疾患。

⑤ 急性咽炎——少商穴

少商穴為急救要穴，具有清熱息風、醒腦開竅的作用。少商穴為手太陰肺經的井穴，是歷代醫家公認的治療咽喉疾患的特效穴。早在《十四經要穴主治歌》中就有記載：「少商唯針雙蛾痹，血出喉開功最奇。」

 定位

在手拇指末節橈側，距指甲角0.1寸。

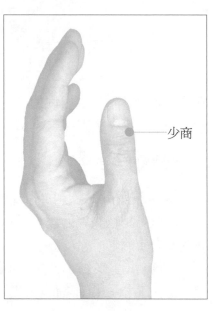

少商

功效

泄熱開竅，清熱利咽。

主治

咽喉腫痛、咳嗽、鼻出血、發熱、昏迷、癲狂。

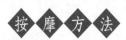 **按摩方法**

在咽痛時，及時掐按少商穴，有很好的效果。方法是：一手拇指、食指掐按在另一手少商穴上，掐按時心中默數5下，連做5次，兩手交替。

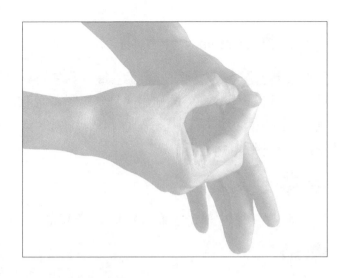

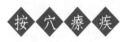

火柴灸少商穴治療風熱咽喉腫痛。方法是貼穴劃燃火柴，順勢點按於少商穴上，須臾即起，不可見明火，可有效治療咽喉腫痛。點按少商、中衝可治療昏迷、發熱。

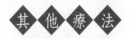

①拇指圓長強壯，指節長度平均一致，提示身體健康。

②拇指過分粗壯，提示性情急躁，易動肝火。

③拇指過於扁平、薄弱，提示體質較差。

④拇指中節（第2節）掌面散亂多紋，提示易患頭痛、失眠等。

⑤拇指節較為短小，且過於堅硬，不易彎曲，提示易患高血壓、中風、頭痛以及心臟病等。

⑥ 急性心絞痛——至陽穴

至陽穴屬督脈,「督脈爲陽脈之海」,主一身之陽氣,具有調節全身陽經經氣的作用。針灸至陽可激發督脈之經氣,使陽氣得復以振心陽,心陽振則氣血行,氣血行則百脈調和,心脈自然通暢。

在背部,當後正中線上,第7胸椎棘突下凹陷中。

理氣健脾,利膽退黃。

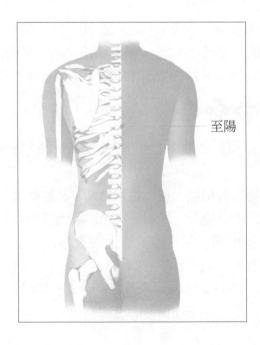

至陽

主 治

按摩此穴能治療胸脇脹痛、腹痛、黃疸、咳嗽、氣喘、腰背疼痛、脊強、身熱。

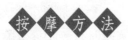

艾條灸至陽穴治療心肌缺血引起的心絞痛。方法是：將點燃的艾條放在距離至陽穴1～2公分處，以患者能夠耐受為度，灸10～15分鐘，每天1次。

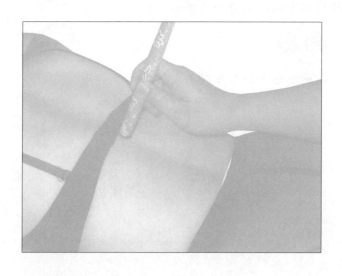

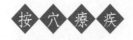

針刺或艾灸至陽穴對於胃部冷痛等也有很好的止痛效果，尤其是對因著涼受寒所致的疼痛不但有即刻止痛效果，而且可以減少發作。

⑦ 急性腰扭傷——後谿穴

後谿穴為手太陽小腸經之輸穴，且手太陽經與足太陽經為同名經，兩經脈氣相通，後谿穴又為八脈交會穴之一，通於督脈，「督主一身之陽氣」，行於腰部正中線，針後谿穴可使陽氣得以轉輸運行，氣運血行，腰疼立癒。

在手掌尺側，微握拳，當小指本節（第5指掌關節）後的遠側掌橫紋頭赤白肉際。

疏風清熱，通督寧神，疏經活絡。

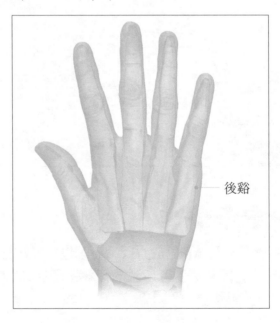

後谿

按摩此穴能治療頭項強痛、目赤、耳聾、咽喉腫痛、腰背痛、癲狂癇、瘧疾、手指及肘臂攣痛。

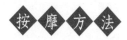

按揉後谿穴治療急性腰扭傷。方法是：一手拇指放在對側後谿穴上，其餘四指放在手心處，拇指與另四指對按，按壓時心中默數5下，連做5次，兩手交換。

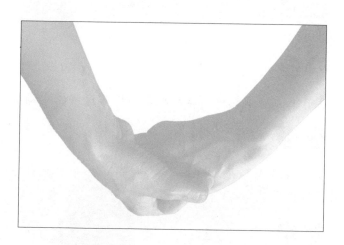

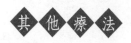

在後谿穴上塗少許凡士林油，粘住麥粒大的艾炷，直接灸後谿穴3壯，治療麥粒腫效果甚好。

取穴原則為：病在左側灸右側後谿穴，病在右側灸左側後谿穴。

四、改善症狀 26 穴

① 預防感冒──肩井穴

肩井穴是足少陽膽經上的穴位，古醫書上說此穴能治療「肩背臂痛，臂不舉，頸項不得回顧，中風氣塞，涎上，不語，氣逆，反胃，嘔吐」等疾病。

定位

在肩上，前直乳中，當大椎與肩峰端連線的中點上。

功效

疏經活絡，豁痰開鬱，催產通乳。

主治

經常按摩肩井穴，能夠緩解肩背痹痛、手臂不舉、頸項強痛、乳腺炎、中風、瘰癧、難產、諸虛百損。

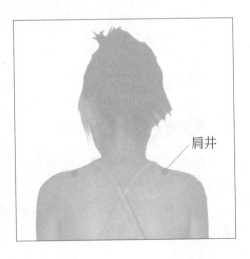

肩井

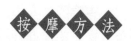

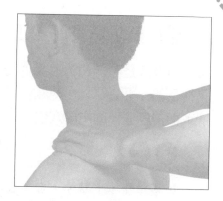

提拿肩井穴，拿住，提起，2～3次，汗出爲度，用於感冒初起。

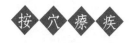

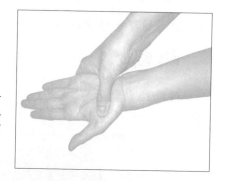

按摩魚際、少商各100下，可緩解咽喉腫痛。

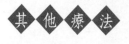

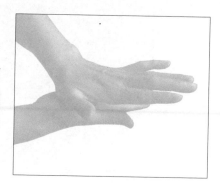

經常搓揉魚際可預防感冒。方法是雙手魚際相觸，互搓100下，頻率爲每秒鐘2下。

② 預防鼻炎——迎香穴

迎香穴是預防和治療鼻炎的要穴。有歌云：「不聞香臭從何治，迎香二穴可堪攻。」迎香穴還是治療面神經麻痹或面神經痙攣的主要穴位。

 定位

在鼻翼外緣中點旁，當鼻唇溝中間。

 功效

通經通絡，清熱疏風。

 主治

按摩此穴能治療鼻塞、鼻衄、口喎、面痛、膽道蛔蟲症。

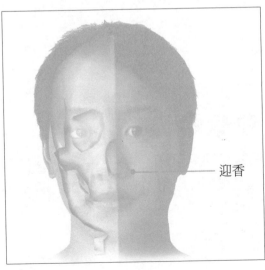

迎香

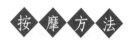

按揉迎香穴能預防鼻炎。方法是：兩手食指同時放在同側迎香穴，按壓時心中默數5下，連做5次。

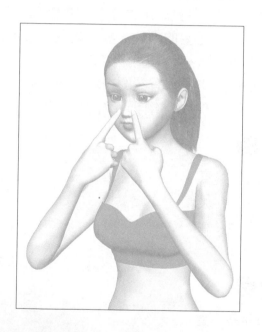

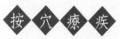

堅持按摩迎香穴能防治感冒；如果在大便時按揉迎香穴，還能促進排便。

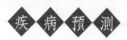

鼻隧紋兩側深淺、長短明顯不一，提示有家族性腦出血病史。

③ 睡前助眠——神門穴

神門穴既是心經的輸穴，又是心經的原穴，「心者，君主之官，神明出焉」（《素問·靈蘭秘典論》），即指精神意識、思維等活動，是由「心」所主持的，心在五臟六腑中有著十分重要的地位，故《靈樞·邪客》又說：「心者，五臟六腑之大主也，精神之所舍也。」

凡一切與精神異常有關的表現，如失眠、心煩、健忘、心悸、癲狂等，按摩神門穴均有一定療效。

在腕部，腕掌側橫紋尺側端，尺側腕屈肌腱的橈側凹陷處。

寧心安神，益氣養心，清心涼血。

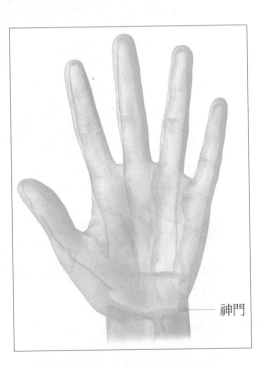

神門

按摩此穴能治療心痛、心煩、驚悸、怔忡、健忘、失眠、癲狂癇、胸脇痛。

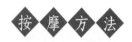

按揉神門、內關、三陰交治療健忘、失眠。方法是：
一手拇指放在對側神門穴上，按壓時心中默數5下，連做
5次，兩手交換。

再以同樣的方法按揉內關穴，然後雙手拇指分別放在
同側三陰交穴上，按揉30下。

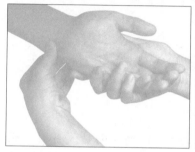
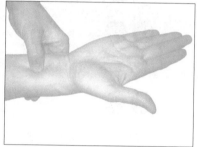

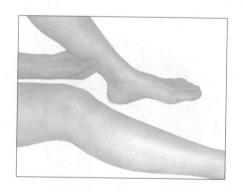

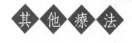

三稜針點刺神門穴出血，可治療抑鬱症。

④ 嗅覺失靈——鼻通穴

鼻通穴是經外奇穴，又叫上迎香穴，爲治療鼻部疾患如過敏性鼻炎、肥大性鼻炎、萎縮性鼻炎、鼻竇炎、鼻部瘤瘡及鼻塞、流涕等症狀的要穴。

 定位

在鼻翼外緣中點旁，當鼻唇溝中間。

 功效

通經活絡，清熱疏風。

 主治

按摩此穴能治療鼻塞、鼻衄、口喎、面痛、目翳、眼瞼下垂、膽道蛔蟲症。

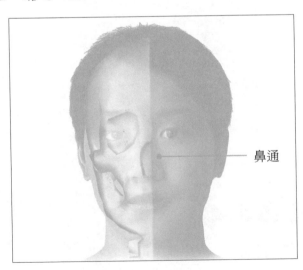

鼻通

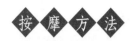

按揉鼻通穴治療嗅覺失靈。方法是：兩手食指同時放在同側鼻通穴處，按壓時心中默數5下，連做5次。

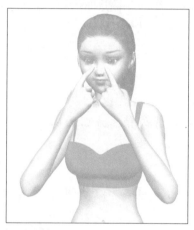

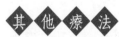

配按迎香、印堂、通天、上星，治療鼻內不知香臭。

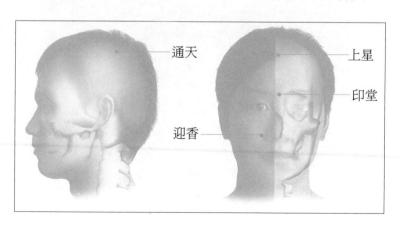

⑤ 視物昏花——睛明穴

灸睛明穴能治療流淚，如《銀海精微·充風淚出》中：「治肝虛迎風淚出不止，宜灸睛明二穴，系大眥頭，風池二穴，臨泣二穴。」說明睛明穴可針、可灸。

臨診時依寒、虛狀況而定。寒輕者針，寒重者灸；虛少者針，虛多者灸，靈活應用，效如桴鼓。

在面部，目內眥角稍上方凹陷處。

功效

疏風清熱，活血通絡，滋陰明目。

主治

目赤腫痛、流淚、視物不明、目眩、近視、夜盲、色盲。

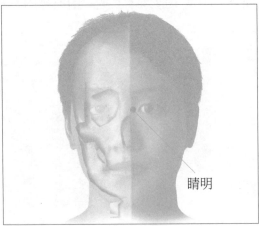

睛明

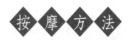

按揉睛明穴能緩解視物昏花。方法是：用雙手中指按壓在雙側睛明穴上，按壓時心中默數5下，連做5次，每天早、晚各1次，每次10分鐘。

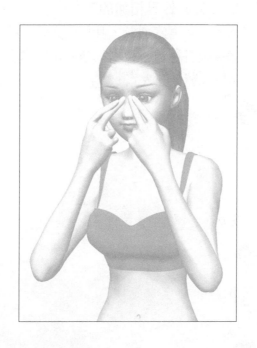

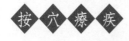

治療呃逆，患者仰臥，閉目，醫者用一手拇、食兩指分別用力點按在睛明穴上，力量逐漸加大並可稍加旋轉，用力大小以病人有酸脹感能耐受為宜，指壓時間每次2分鐘。根據呃逆病情指壓1～4次。

6 緩解緊張——勞宮穴

勞宮穴爲心包經之「滎穴」，有清泄心火、調血潤燥、安神和胃、通經祛濕、息風涼血等功效。

勞宮穴是人體與外界相通的3大穴之一，百會穴通天，湧泉穴通地，勞宮穴通氣，且可由人體主控，因此氣功的出氣、採氣或各種自我導引都是以本穴爲主。因此，勞宮穴也可堪稱人體保健大穴。

 定位

在手掌心，當第2、3掌骨之間偏於第3掌骨，握拳屈指的中指尖處。

 功效

清心開竅，寧心安神。

 主治

按摩此穴能治療中風昏迷、中暑、心痛、癲狂、癇證、口瘡、口臭、鵝掌風。

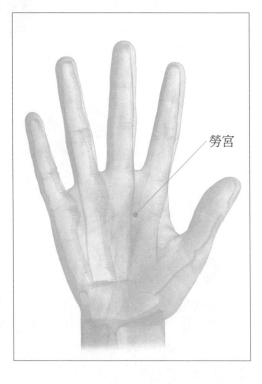

勞宮

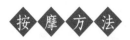

按揉勞宮穴可快速緩解在公共場合的緊張情緒。方法是：正坐位，手平伸，掌心向上。以另手輕握，四指置手背，彎曲拇指，用指尖垂直掐按，按壓時心中默數5下，連做5次。

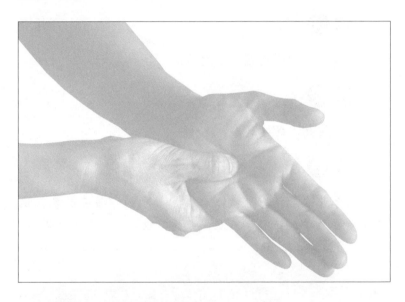

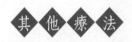

用巴豆蒸氣薰蒸勞宮：巴豆5克，搗碎，裝入小口瓶中，加入優質白酒250毫升浸泡1日，將藥液瓶置於器皿中加熱，沸後離火，將勞宮穴置於瓶口上薰蒸，以患者能耐受無燙感為宜，左病薰右，右病薰左，日1次，20次為1個療程，治療周圍性面神經炎。

⑦ 頭昏腦漲——印堂穴

印堂穴重要程度堪比大多經穴，又處在督脈經線上，當屬督脈穴位，千餘年未能躋身經穴，奇哉。善治鼻病、神志病、小兒驚風，針感需至鼻中部，至鼻尖尤佳，如針感僅至山根則療效不甚理想，是手法欠缺所致。

在額部，當兩眉頭之中間。

疏風清熱，醒腦通竅。

按摩此穴能治療頭痛、頭暈、鼻出血、目赤腫痛、嘔吐、產婦血暈、子癇、不寐、顏面疔瘡以及三叉神經痛。

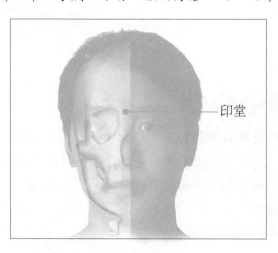

印堂

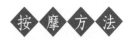

按揉印堂穴能緩解頭昏腦漲。方法是：雙手中指同時疊放在印堂穴上，按壓時心中默數5下，連做5次。

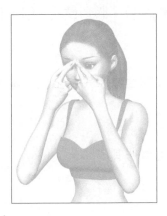

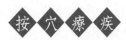

按揉印堂、迎香穴治療鼻炎。按揉印堂穴的方法可參照上述方法，然後再將雙手拇指背同時放在同側迎香穴上，重力按揉100下。

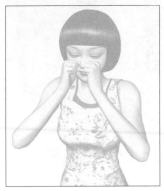

⑧ 打嗝——攢竹穴

按摩攢竹穴對眼部疾患如視力疲勞、急性結膜炎、遠視、近視、眉棱骨痛等有很好的療效，還能潤膚益顏，消除眼部浮腫、眉間皺紋、眼角皺紋、眼袋和黑眼圈。

 定位

在面部，當眉頭凹陷中，眶上孔或眶上切跡處。

 功效

疏風清熱，通絡明目。

 主治

按摩此穴能治療頭痛、口眼喎斜、目視不明、流淚、目赤腫痛、眼瞼瞤動、眉棱骨痛、眼瞼下垂。

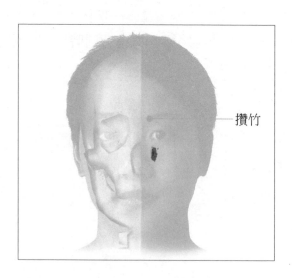

攢竹

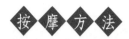

按　摩　方　法

　　指壓攢竹穴2分鐘能迅速止住打嗝。方法是：在打嗝時迅速按住兩側攢竹穴，邊按邊揉。

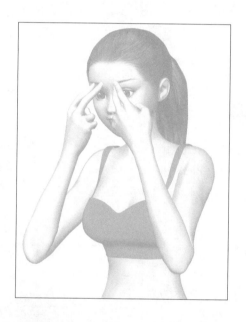

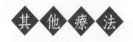

其　他　療　法

　　攢竹穴爲緩解眼部疲勞的特效穴，如果長時間用眼，感到視物昏花、乾澀時，可按摩攢竹穴1～2分鐘，能有效緩解。

⑨ 老年花眼——養老穴

養老穴爲小腸經上的穴位，小腸經循行至耳及內、外
眥，所以，養老穴可以治療老年的耳聾眼花類病症。

本穴取穴體位最重要，不可平伸前臂，需以掌對胸此
穴方現。

定位

仰掌當胸，在前臂
背面尺側，當尺骨小頭
近端橈側凹緣中。

功效

疏經止痛，滋陰明
目。

主治

按摩此穴能治療目
視不明、耳鳴、耳聾及
肩、背、肘、臂酸痛。

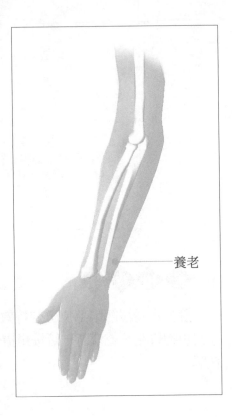

養老

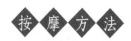

按　摩　方　法

經常按揉養老穴可治療老年花眼。方法是：一手拇指按住對側養老穴，方向向肘部按，按壓時心中默數5下，連做5次。

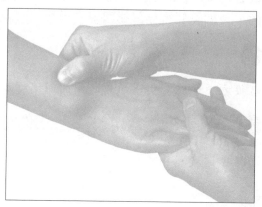

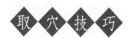

取　穴　技　巧

取穴時掌心向下，用另一手食指按在尺骨小頭最高點上，然後掌心轉向胸部，當手指滑入隨掌心轉動時滑入的位置，即為養老穴。

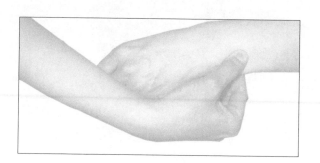

第二部分　100個養生保健穴

⑩ 聰耳助聽——翳風穴

翳風穴位於耳垂後下方,「腧穴所在,主治所在」,故翳風穴能治一切耳部疾患。

風邪最容易從翳風穴侵入,秋冬季風大,外出時一定要繫上圍巾,否則風邪容易侵襲翳風穴導致口眼喎斜。

在耳垂後方,當乳突與下頜角之間的凹陷處。

祛風通絡,通竅聰耳。

按摩此穴能治療耳鳴、耳聾、口眼喎斜、牙關緊閉、頰腫、瘰癧。

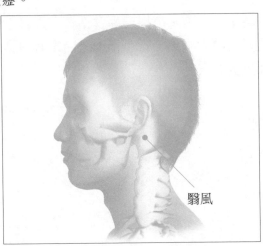

翳風

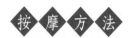

經常按揉翳風穴，能夠聰耳助聽。方法是：雙手食指、中指同時按住同側翳風穴，按壓時心中默數5下，連做5次。

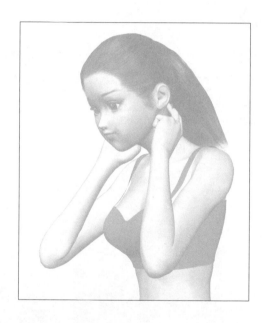

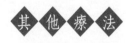

1. 加力扣壓翳風穴，可用於溺水、中暑、暈針、暈厥等多種危症的搶救，有醒腦復蘇的效果。

2. 穴位敷貼暈嘔寧（每片貼膜2.5平方公分，含洋金花總鹼2毫克，每片藥效維持3天），用於暈車（船）。

⑪ 柔軟脊柱──夾脊穴

夾脊穴為華佗夾脊，尚有頸夾脊，一般用來治療頸椎病以及上肢疾患。

在背腰部，當第1胸椎至第5腰椎棘突下兩側，後正中線旁開0.5寸，一側17個穴。

舒筋活絡，調理內臟。

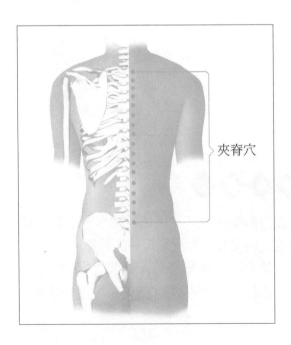

夾脊穴

上胸部的穴位治療心肺、上肢疾病；下胸部的穴位治療胃腸疾病；腰部的穴位治療腰、腹及下肢疾病。

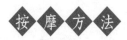

由他人沿夾脊穴自上向下按摩，每穴按揉5下，每天1次。能柔軟脊柱。自我按摩可將雙手盡可能按到穴位，不拘時間和次數。

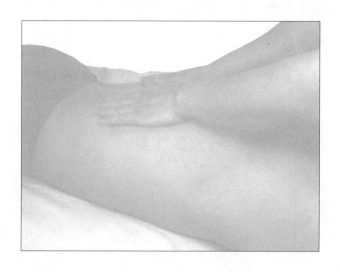

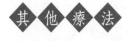

用梅花針叩刺夾脊穴，對治療相關節段的疾病有很好的療效，如叩刺胸腹部夾脊穴，可治療胃部不適；叩擊腰部夾脊穴，可治療腰、腹及下肢疾患。

⑫ 提高性慾——關元穴

關元穴位於下腹中央，又稱爲「丹田」，是「性命之祖，生氣之源，五臟六腑之本，十二經脈之根，陰陽之會，呼吸之門，水火交會之鄉」。

人的元氣發源於腎，藏於丹田，借三焦之道，周流全身，以推動五臟六腑的功能活動。

 定 位

在下腹部，前正中線上，當臍中下3寸。

 功 效

補腎益精，回陽固脫，調理沖任，扶正固本。

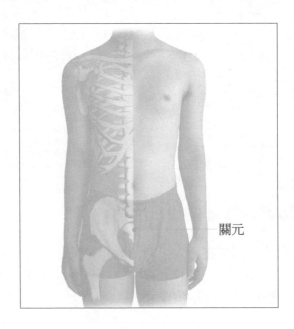

關元

主治

按摩此穴能治療中風、虛勞冷憊、羸瘦無力、少腹疼痛、霍亂吐瀉、痢疾、脫肛、疝氣、便血、尿頻、尿閉、遺精、白濁、陽痿、早洩、月經不調、經閉、經痛、赤白帶下、崩漏、惡露不止、消渴、眩暈。

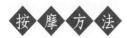

經常按揉關元穴能提高性慾。方法是：每晚臨睡前將雙手相疊，右手在上，左手緊貼關元穴，順時針、逆時針各揉50下，揉5次。

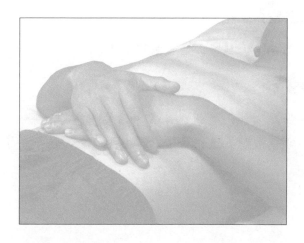

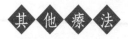

關元穴隔附子餅灸20分鐘，可以治療中風脫證，用於回陽救逆。

⓭ 溫腎助陽──太谿穴

太谿爲腎之輸、原穴，五行屬土。腎有水火之齋之說，來自先天的真陰、真陽，互相環抱養化生命的原動力，即真氣，此真氣循經布散全身，對全身有溫養推動的作用。「十二原者，主治五臟六腑之有疾。」刺之可滋補腎陰，益精填髓；灸之能溫壯腎陽，補羸祛寒。亦是常用保健穴之一。

 定位

在足內側，內踝後方，當內踝尖與跟腱之間的凹陷處。

 功效

滋補腎陰，潤肺止咳，通調沖任。

 主治

按摩此穴能治療頭痛目眩、咽喉腫痛、耳聾、耳鳴、月經不調、失眠、遺精、陽痿、小便頻數、腰脊痛等。

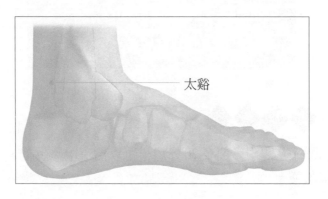

太谿

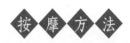

灸療太谿穴能溫壯腎陽，補贏袪寒。方法是：將點燃的艾條放在距離太谿穴1～2公分處，灸10～15分鐘，每天1次。

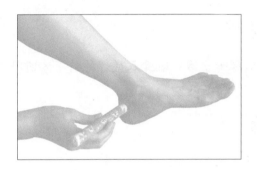

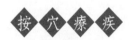

太谿配少澤，能治療咽喉炎、齒痛。太谿配飛揚，能治療頭痛、目眩。

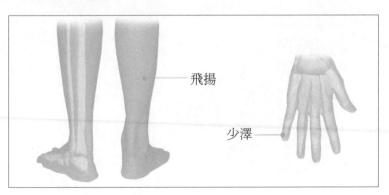

飛揚

少澤

⑭ 調理脾胃——公孫穴

公孫穴爲足太陰經的穴位，通於沖脈，沖脈挾臍上行，故本穴主管人體胸腹部的問題，凡是腹脹、腹痛、胸痛等，按摩此穴都很有效。

在足內側緣，當第一蹠骨基底部的前下方凹陷處。

理脾和胃，寬胸理氣，調理沖脈。

主 治

按摩此穴能夠治療胃痛、嘔吐、痛經、腹痛、泄瀉、痢疾。

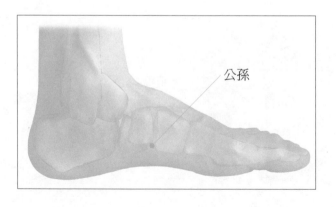

公孫

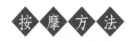

按摩公孫穴能調理脾胃，治療幼兒腹瀉，方法是左手
握踝部，右手拇指腹在公孫上做直線推動60次，再向兩端
分推60次，或用拇指按公孫穴旋揉60次，每日雙側各1
次，5日爲1個療程，同時用止瀉散每日敷臍1次。

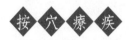

沖脈又爲血海，故重按公孫穴可止痛經。公孫配豐
隆、膻中，能治療嘔吐痰涎，具有很好的化痰作用。公孫
配解谿、足三里、中脘，能健脾化食，治療胃脘疼痛、飲
食停滯。

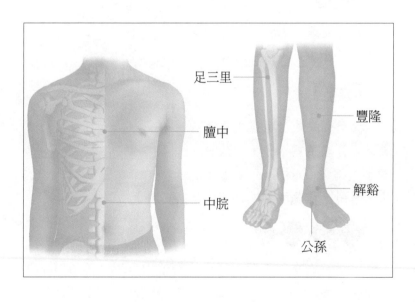

⑮ 調整內分泌——三陰交穴

三陰交爲人體大穴,是全身「十總穴」之一。「三陰交」者,足三陰經相交之謂。即足太陰脾經、足少陰腎經、足厥陰肝經交會於此。因此,三陰交穴的作用十分廣泛。既能健脾滲濕、生血養血,又能益腎通陽、溫煦五臟六腑,還能疏肝理氣、活血調經。

定 位

在小腿內側,當足內踝尖上3寸,脛骨內側緣後方。

功 效

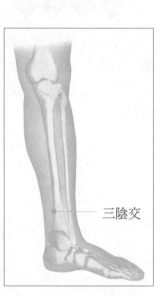

三陰交

健脾利濕,滋補肝腎,調和營衛,滋陰養血,通經活絡。

主 治

按摩此穴能治療腸鳴腹脹、泄瀉、月經不調、帶下、陰挺、不孕、滯產、遺精、陽痿、遺尿、癃閉、疝氣、失眠、下肢痿痹、腳氣。

按 摩 方 法

按揉三陰交、天樞、腎俞能調整內分泌,治療更年期綜合徵。方法是:一手拇指放在對側三陰交穴上,按壓時心中默數5下,連做5次,兩手交換。然後雙手食指、中

指分別放在同側天樞穴上，稍用力按壓30下。最後雙手分別放在腰後，拇指在前，揉搓腎俞60下。

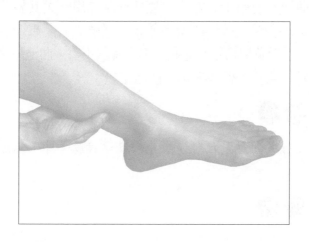

◆ 其 他 療 法

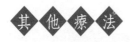

1. 強身保健可用瘢痕灸，每年1次，或累計百餘壯亦可。溫灸至皮膚溫熱舒適，稍見紅暈，隔日1次，每月20次。

2. 治療妊娠嘔吐。艾灸三陰交5分鐘，以皮膚紅暈為度，然後灸關元，每日1次，脾虛加灸足三里，肝胃不和加太衝。

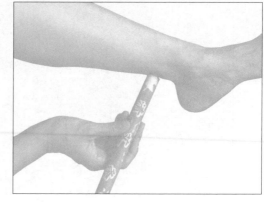

16 高熱——曲池穴

曲池穴退熱十分安全，無任何副作用。尤其對感受風寒之後的發燒有確切的退熱效果。《難經》記載「主泄熱氣」。《針灸甲乙經》記載「傷寒餘熱不盡，曲池主之」、「身熱，驚狂，臂痿痹重，曲池主之」等。

屈肘成直角，在肘橫紋外側紋頭與肱骨外上髁連線中點。

清熱疏風，解表通絡，調理氣血。

按摩此穴能治療咽喉腫痛、齒痛、目赤痛、瘰癧、手臂腫痛、腹痛吐瀉、高血壓、癲狂。

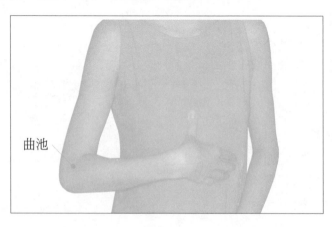

曲池

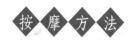

按摩曲池、大椎能治療高燒。方法是：坐位，一手拇指按住對側曲池穴，按壓時心中默數5下，連做5次，兩手交換。再用一手的食指、中指按在大椎穴上，按壓時心中默數5下，連做5次。

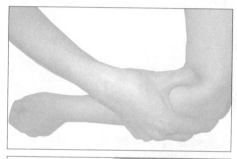

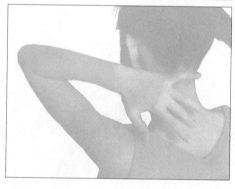

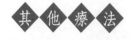

如係感受風寒引起的高熱，可服用蔥薑湯。取帶鬚根大蔥70克，生薑80克，切細，水煎取湯。每次喝1碗，發汗。如果渴1次不發汗，可連喝3～4次。

17 腹脹——陰陵泉穴

陰陵泉爲脾經穴位，《百症賦》中說：「陰陵、水分，去水腫之臍盈。」可見該穴的功效。

 定位

在小腿內側，當脛骨內側踝後下方凹陷處。

 功效

健脾滲濕，利水消腫。

 主治

按摩此穴能治療腹脹、泄瀉、水腫、黃疸、小便不利或失禁、膝痛。

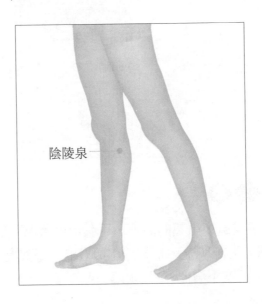

陰陵泉——

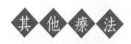

按揉陰陵泉穴治療腹脹。方法是：一手拇指指端放在對側陰陵泉穴上，按壓時心中默數5下，連做5次。兩手交換。

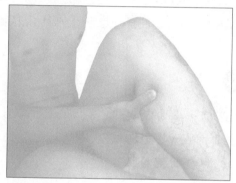

其他療法

本穴為利濕要穴。按揉陰陵泉、氣海、三陰交治療小便不利。

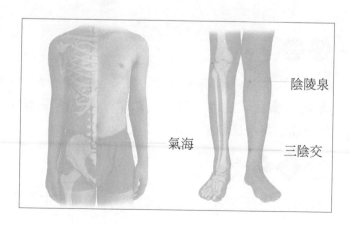

氣海　　　　　陰陵泉

三陰交

⑱ 暈車——內關穴

本穴爲心包絡穴，亦爲八脈交會穴之一，通陰維脈。手厥陰、陰維皆行於心胸，而陰維主裡，故內關主治胃心胸病證。「三焦爲陽氣之父，心包絡爲陰血之母」，心主血，所以臨床中本穴爲治療心臟病主穴，現代對此研究頗多。

 定位

在前臂掌側，當曲澤與大陵的連線上，腕橫紋上 2 寸，掌長肌腱與橈側腕屈肌腱之間。

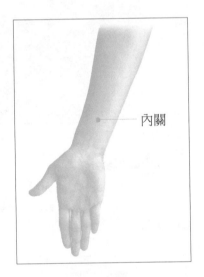

內關

 功效

寧心安神，和胃降逆，寬胸理氣，疏經活絡，通裡止痛。

主治

按摩此穴能治療心痛、心悸、胸痛、胃痛、嘔吐、呃逆、失眠、癲狂、癇證、鬱證、眩暈、中風、偏癱、哮喘、偏頭痛、肘臂攣痛。

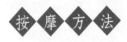

同時按揉雙側內關穴可以治療暈針、暈車、中暑等。

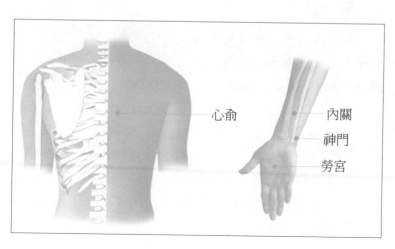

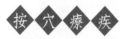

內關穴是治療心律失常的首選穴。當心律失常發作時，常感到胸口悶，心慌，不舒服。此時，應該首先按摩內關穴150下，然後點按神門、勞宮穴各100下，再按揉背部心俞穴150下。

心俞

內關

神門

勞宮

⑲ 噁心反胃——間使穴

間使穴為心包經上的穴位，對心臟疾病有效。《靈光賦》：「水溝、間使，治邪癲。」《針灸大成》：「咽中如梗：間使、三間；卒狂：間使、後谿、合谷。」

定位

在前臂掌側，當曲澤與大陵的連線上，腕橫紋上3寸，掌長肌腱與橈側腕屈肌腱之間。

功效

寧神降逆，清熱截瘧。

主治

按摩此穴能治療心痛、心悸、胃痛、嘔吐、熱病、煩躁、瘧疾、癲狂、癇證、腋腫、肘攣、臂痛。

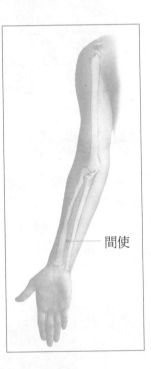

間使

按摩方法

按揉間使、尺澤穴治反胃、嘔吐、呃逆。方法是：用一手拇指按住對側間使穴，按壓時心中默數5下，連做5次。同法按揉尺澤穴。

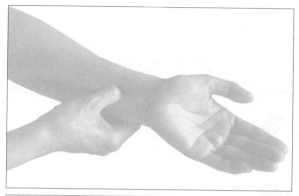

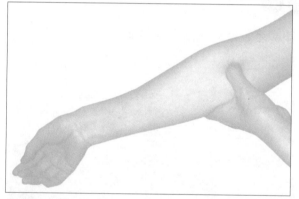

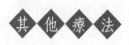
其他療法

1. 甘蔗汁700毫升，生薑汁100毫升，混勻，頻飲，可治療反胃。

2. 蘋果皮適量，水煎取汁，頻飲，可治療噁心反胃。

3. 蘿蔔適量，搗爛，加蜂蜜煎後，細嚼慢嚥，可治療噁心反胃。

4. 馬鈴薯100克，生薑10克，切碎。橘子1個，去皮、核，共絞汁，每次1湯匙。

⑳ 口臭——內庭穴

內庭穴爲瀉胃火要穴，是胃經的穴位。該穴多治療頭部、腹部的疾病。口臭多爲胃火上炎，薰蒸於口所致。

足背第2、3趾間的縫紋端。

清胃瀉熱，通腑化滯，通絡止痛。

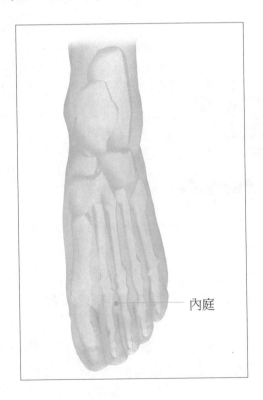

內庭

按摩此穴能治療齒痛、咽喉腫病、口歪、鼻出血、胃痛吐酸、腹脹、泄瀉、痢疾、便秘、足背腫痛。

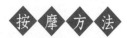

按摩內庭穴治療口臭。方法是：雙手食指、中指同時放在同側內庭穴上，按壓時心中默數5下，連做5次。

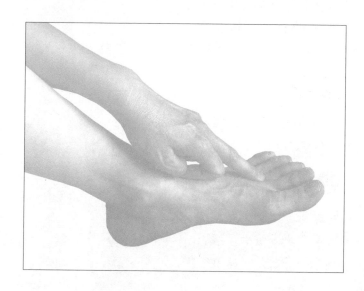

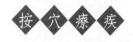

內庭穴又是治療手足冰涼的特效穴，當血液循環不好、手足冰涼時，可每天2次按摩內庭穴，每次100下，能有效緩解。

21 痰多——豐隆穴

豐隆穴爲化痰要穴。此穴位置肌肉豐滿而隆起，所處經脈爲胃經，胃經穀氣豐盛，彙聚於此，故名。

定位

在小腿前外側，當外踝尖上8寸，條口外1橫指，距脛骨前緣2橫指（中指）。

功效

健脾和胃，利濕豁痰，安神定志。

主治

按摩此穴能治療頭痛、眩暈、痰多咳嗽、嘔吐、便秘、水腫、癲狂癇、下肢痿痹。

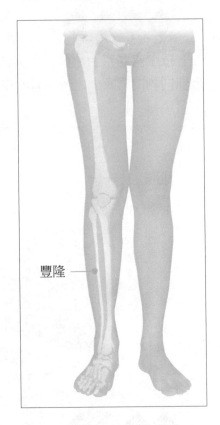

豐隆

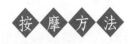

按摩方法

按摩豐隆穴治療痰多。方法是：雙手拇指同時放在同側豐隆穴上，按壓時心中默數5下，連做5次。

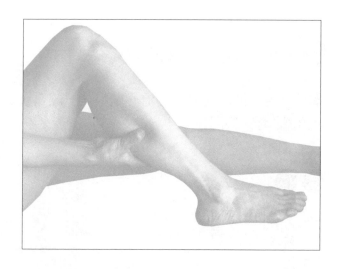

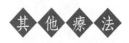 其 他 療 法

　按摩豐隆、風池治療眩暈。按上法先按摩豐隆穴30下，然後食指、中指放在風池穴上，稍用力按壓30下。

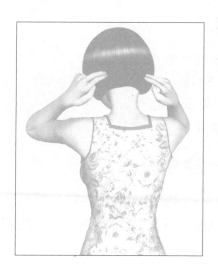

22 心肌缺血——郄門穴

郄門穴爲心包經穴位，主治心臟疾病，經常灸郄門穴，可治療心悸、胸悶等。

在前臂掌側，當曲澤與大陵的連線上，腕橫紋上5寸。

通調心脈，寧心活絡。

主治

按摩此穴能治療心痛、心悸、胸痛、心煩、咯血、嘔血、衄血、疔瘡、癲疾。

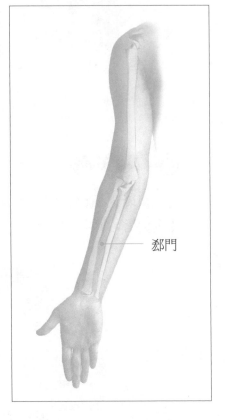

郄門

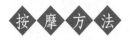

按揉郄門、內關穴治療急性缺血性心肌損傷。方法是：用一手拇指按住對側郄門穴，按壓時心中默數5下，連做5次。同法按揉內關穴。

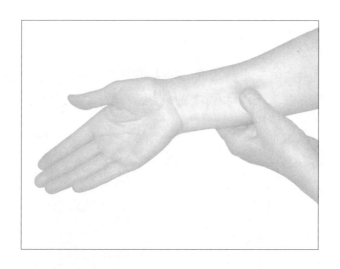

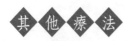 其 他 療 法

1. **玉米粉粥**：玉米粉50克，粳米100克。粳米洗淨，玉米粉放入大碗內，加冷水調稀。粳米放入鍋內，加清水適量，用武火燒沸後，轉用文火煮至九成熟，將玉米粉糊倒入，邊倒邊攪，繼續用文火煮至成粥。每日2次，早、晚餐食用。

2. **木耳燒豆腐**：黑木耳15克，豆腐60克，蔥、蒜各15克，花椒1克，辣椒3克，菜油適量。將鍋燒熱，下菜油，燒至六成熱時，下豆腐，燒10分鐘，再下木耳翻炒，最後下辣椒、花椒、蔥、蒜等調料，炒勻即成。

3. **芹菜紅棗湯**：芹菜根5個，紅棗10枚，水煎服，食棗飲湯。每日2次。

4. **菊花山楂飲**：菊花、生山楂各15～20克，水煎或開水沖浸，每日1劑，代茶飲用。

㉓ 腿抽筋──承山穴

承山穴位於小腿後面，是人體直立時的受力點，此穴可以緩解疲勞，消除壓力。腿抽筋時按揉承山穴能快速緩解。

 定位

在小腿後面正中，委中與崑崙之間，當伸直小腿或足跟上提時腓腸肌肌腹下出現尖角凹陷處。

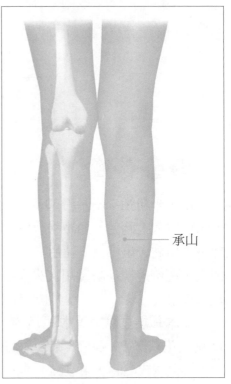

承山

 功效

舒筋解痙，通腸療痔。

 主治

按摩此穴能治療痔疾、轉筋、腳氣、便秘、腰腿拘急疼痛。

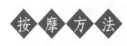 **按摩方法**

按揉承山穴治療腿抽筋。方法是：用雙手拇指按住患側承山穴，按壓時心中默數5下，連做5次。

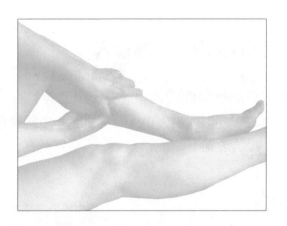

　　承山配環跳、陽陵泉，可治療腿抽筋、下肢痿痹。承山配大腸俞、秩邊，可治療便秘。

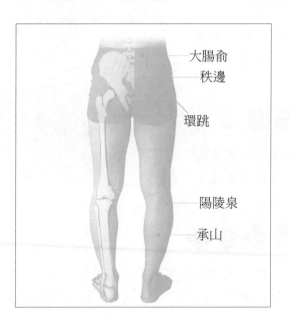

大腸俞
秩邊
環跳
陽陵泉
承山

㉔ 腹部脹悶——脾俞穴

脾俞穴爲膀胱經的穴位，《針灸甲乙經》：「脾脹者，脾俞主之，亦取太白。」《百症賦》：「脾虛穀以不消，脾俞、膀胱俞覓。」

在背部，當第11胸椎棘突下，旁開1.5寸。

健脾利濕，和胃降逆，益氣養血，補脾統血。

按摩此穴能治療腹脹、黃疸、嘔吐、泄瀉、痢疾、背痛。

脾俞

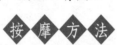

按揉脾俞穴治療腹部脹悶。方法是：用兩手拇指分別按住兩側脾俞穴，按壓時心中默數5下，連做5次。

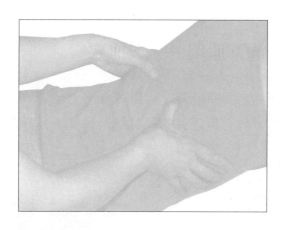

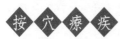

脾俞配章門，能健脾和胃，治療胃痛、腹脹。脾俞配大椎，能清熱止血，治療吐血、便血。

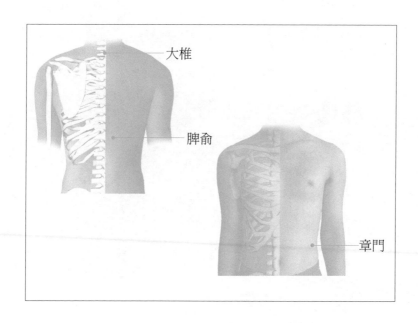

25 胸部脹悶——天池穴

天池穴位於乳頭外側，是心包經上的穴位，因處於較高的地勢，故心包經外的經氣彙聚於此，凡是胸悶、頭痛、乏力時，按摩此穴有很好的作用。

定位

在胸部，當第4肋間隙，乳頭外1寸，前正中線旁開5寸。

功效

寬胸理氣，止咳安神。

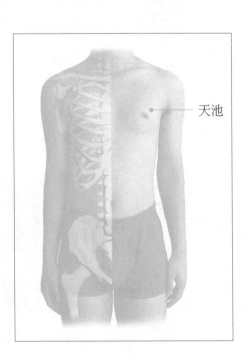

天池

主治

按摩此穴能治療胸悶、心煩、咳喘、胸痛、腋下腫痛、瘰癧、瘧疾、乳癰。

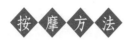

按揉天池穴可以緩解胸部脹悶。方法是：用雙手拇指同時按住同側天池穴，按壓時心中默數5下，連做5次。

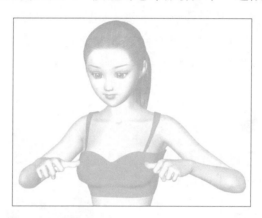

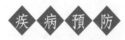

胸悶是一種症狀，許多疾病都可能出現，但最多見的是心血管疾病。寒冬時節，急性心肌梗塞發病率顯著增高，由於寒冷對機體的刺激，機體的交感神經系統興奮性增高，體內兒苯酚胺分泌增多，後者可使人的肢體血管發生收縮，心率加快，心臟工作負荷增大，耗氧量增多。此時，心肌就會缺血缺氧，引起心絞痛發生。交感神經興奮和兒苯酚胺本身還可導致冠狀動脈痙攣，使血小板易於凝聚，形成血栓，這也是導致心肌梗塞的重要原因。

絕大部分的急性心肌梗塞病人在發病前都會有先兆，當你感到胸悶，胸骨後疼痛，有時還會向左肩部和背部放射時，一定要考慮是否有心絞痛，及時去醫院診治。

26 肝氣鬱結（抑鬱）——太衝穴

　　太衝穴是疏肝理氣之要穴，與合谷構成「四關穴」，刺之可運行全身氣血。有人問何謂「四關穴」？關，關隘也。人直立，甚難理解。試想人如動物，四肢著地，手、足尖皆向前方，此時再看合谷、太衝兩穴，基本處於同一位置，如關隘鎮守四肢要道。

定位

　　在足背側，當第1、2蹠骨結合部前下凹陷處。

功效

　　疏肝解鬱，理氣利膽，息風鎮驚，調經通絡。

主治

　　按摩太衝穴能治療頭痛、眩暈、疝氣、月經不調、遺尿、小兒驚風、癲狂、脇痛、腹脹、黃疸、嘔逆、咽痛嗌乾、目赤腫痛、膝股內側痛、足跗腫、下肢痿痹。

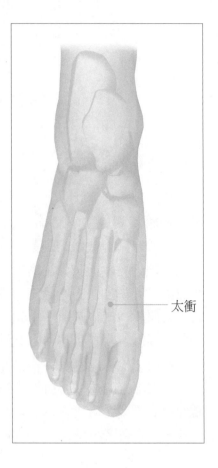

太衝

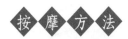

按揉太衝穴能預防和緩解胸脇痛。方法是：用雙手拇指按揉太衝穴，按壓時心中默數5下，連做5次。

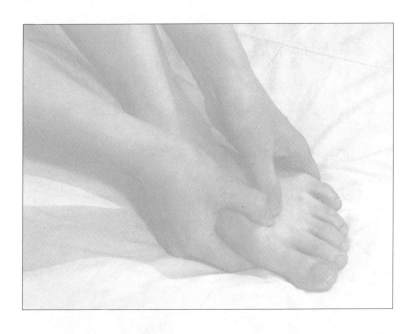

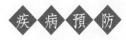

1. 太衝穴位注射生理鹽水，治療急性扁桃體炎、咽炎。

2. 指針按壓太衝穴，治療閃挫脇痛。

注：太衝穴是疏肝理氣的首選穴，當心情不好、情志抑鬱時，可自己按摩太衝穴。鬱證初期症狀就是精神抑鬱，如果及時按揉太衝穴，可有效防止鬱證的發生。

五、緩解疼痛 17 穴

① 頸部不適——完骨穴

完骨穴在耳後乳突後下凹陷處，古人亦稱耳後乳突為「完骨」，故穴名依解剖部位而來。穴下當面神經孔，若治療病毒性面癱，非用完骨穴不可。

治療耳病之深刺，手下感覺甚靭，需仔細揣摩。

在頭部，當耳後乳突的後下方凹陷處。

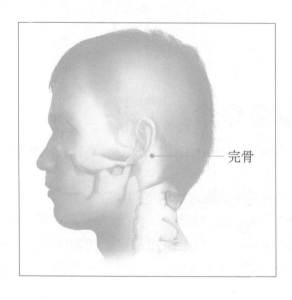

完骨

疏風清熱，通經活絡，消腫止痛，疏通耳竅。

按摩此穴能治療頭痛、耳鳴、耳聾、頸項強痛、頰腫、喉痹、齲齒、口眼喎斜、癲癇、瘧疾。

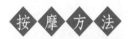

按摩完骨穴可緩解頸部不適。方法是兩手食指、中指同時按揉兩側完骨穴，按壓時心中默數5下，連做5次。

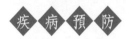

1. **前俯後仰**：站立，雙腳分開與肩同寬，雙手叉腰，頭部向上抬起，逐步後仰，同時吸氣，雙眼望天，停留片刻；然後頭部緩慢向前胸部位低下，使下頦儘量貼緊前胸，同時呼氣，雙眼看地。反覆做4次。

2. **左右擺動**：站立，雙腳分開與肩同寬，雙手叉腰。頭部緩緩向左肩傾斜，使左耳貼於左肩，停留片刻後，頭部返回中位。然後再斜向右肩，使右耳貼於右肩。停留片刻後，頭部返回中位；然後再向右肩傾斜，如此反覆做4次。

3. **左顧右盼**：站立，雙腳分開，與肩同寬，雙手叉腰。先將頭部緩慢轉向左側，同時吸氣，停留片刻，再緩慢轉向右側，同時呼氣，停留片刻，再緩慢轉向左側。如此反覆做4次。

② 肩臂酸痛——天宗穴

天宗穴是治療肩痛、落枕的特效穴，該穴為小腸經的穴位，小腸經氣血彙聚於此，上行天部，故名。

在肩胛部，當岡下窩中央四陷處，與第4胸椎相平。

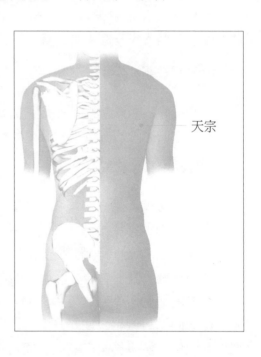

天宗

舒筋通絡，行氣寬胸。

按摩此穴能治療肩胛疼痛、氣喘、乳癰。

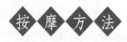

按壓天宗穴能產生劇烈的酸痛感，治療肩臂痛。可由他人協助按摩，每天1次，每次10～15分鐘。

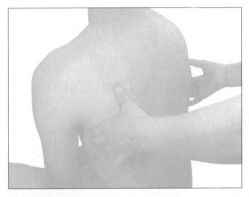

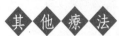

選取肩井、曲池、合谷穴，用一手手指按摩另一側肩
井、曲池、合谷穴各1～2分鐘。

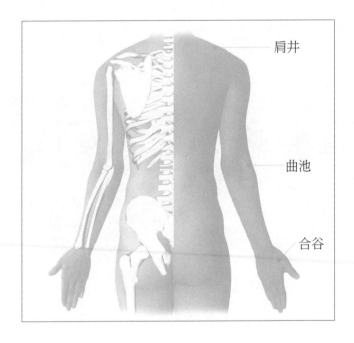

肩井

曲池

合谷

③ 頸肩僵硬——肩外俞穴

肩外俞穴為小腸經穴，位於肩上，長期伏案工作者會導致頸肩僵硬，按摩肩外俞穴可以緩解。

第1胸椎棘突下，旁開3寸（4橫指）。

功 效

疏經活絡，行氣活血，緩急止痛。

主 治

按摩此穴能治療肩背痹痛、手臂不舉、頸項強痛、中風、瘰癧、諸虛百損。

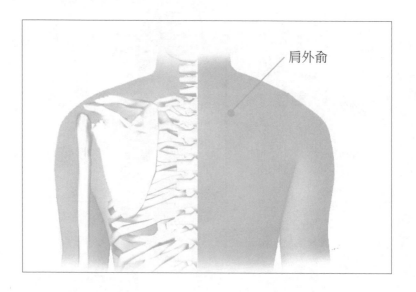

肩外俞

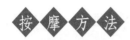

按摩肩外俞穴能緩解頸肩僵硬。可由他人協助按摩，
每天1次，每次10～15分鐘。

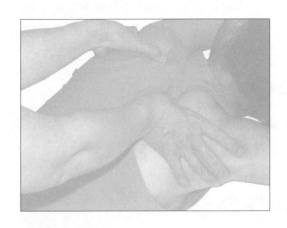

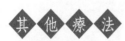

艾條灸肩外俞穴，可以治療風寒所致肩背痛。

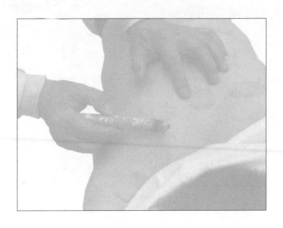

④ 肩周炎常用穴——肩髃穴、肩髎穴

肩髃穴

肩髃穴、肩髎穴爲治療肩關節周圍炎的「肩三針」之二，餘下一穴爲肩前（肩髃與腋前紋頭連線中點）、臂臑、肩貞之一，依肩痛及活動受限部位而定。

 定位

肩髃穴在臂外側，三角肌上，臂外展，或向前平伸時，當肩峰前下方凹陷處。

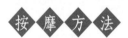 按摩方法

按摩肩髃穴能緩解肩周炎的症狀。可由他人協助按摩，每天1次，每次10～15分鐘。也可用健側手按摩患側肩臂。

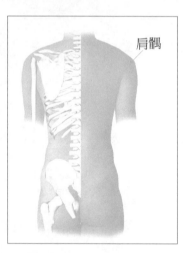

肩髃

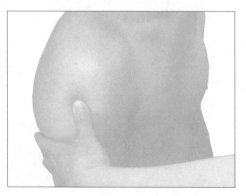

肩髎穴

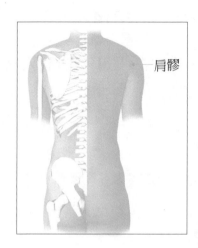

肩髎

肩髎穴在肩部，肩髃後方，當臂外展時，於肩峰後下方呈現凹陷處。

通經活絡，散寒止痛，散風祛濕，舒筋利節。

按摩此穴能治療肩臂攣痛不遂，隱疹，瘰癧。

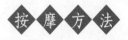

按摩肩髎穴能緩解肩周炎的症狀。可由他人協助按摩，每天1次，每次10～15分鐘。也可用健側手按摩患側肩臂。

⑤ 落枕——中渚穴

中渚穴位於手部，是三焦經上的穴位，三焦經氣血經此穴輸出，保證了經脈的通暢。

在手背部，當環指本節（掌指關節）的後方，第4、5掌骨間凹陷處。

散風清熱，通竅聰耳，疏經活絡。

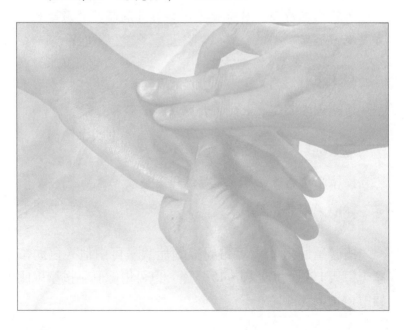

按摩此穴能治療頭痛、目眩、目赤、目痛、耳鳴、耳聾、喉痹、肩背肘臂酸痛、手指不能屈伸、脊膂痛、熱病。

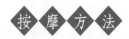

重力揉按，同時活動頸部，治療落枕。可由他人協助按摩，每次10～15分鐘。

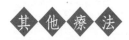

1. **挺胸俯仰**：坐位，挺胸，頭先向下，以下頜骨挨著胸部爲止，然後向上抬頭，眼睛朝上看，停留3秒鐘後再低頭。反覆20次。

2. **垂臂擺頭**：坐位，兩臂自然下垂，頭先向左擺動，再向右擺動，左右共擺動20次。

3. **搖擺下頦**：坐位，挺胸，兩臂自然下垂，左右搖擺下頦20次。

4. **上下伸縮**：坐位，挺胸，先將頸部儘量向上伸長，再將頸部儘量向下收縮，共做20次。

5. **左右旋轉**：坐位，挺胸，身體不動，先向左旋轉90°，再向右旋轉90°，左右旋轉各20次。

⑥ 項背僵痛──天柱穴

天柱穴是膀胱經的穴位，膀胱經氣血運行至此，使其陽氣充盈，如頭上的支柱一般，故名。輕叩天柱穴能緩解頭痛、頭昏、視力模糊等。

 定位

在項部大筋（斜方肌）外緣之後入髮際0.5寸，約當後髮際正中旁開1.3寸。

功效

疏風清頭，通竅安神，通絡止痛。

主治

按摩此穴能治療頭痛、項強、鼻塞、癲狂癇、肩背痛、熱病。

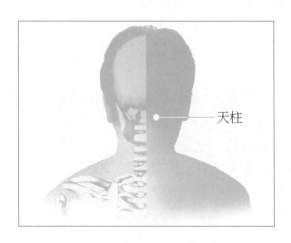

天柱

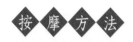

　　按摩天柱穴能緩解肩背痛。可由他人協助按摩，每天1次，每次10～15分鐘。

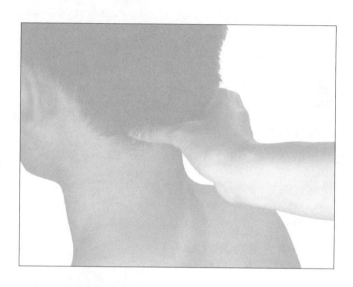

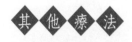

　　1. 按揉痛點：將一手中、食、無名指併攏，在頸部疼痛處尋找壓痛點，由輕到重按揉1～2分鐘左右。左右手交替進行。

　　2. 捏拿頸肩：用整個手掌大把捏拿頸部和肩部肌肉2～3分鐘。

　　3. 擊打肩頸：五指併攏，用小魚際部位（即小指側的手掌部位）由肩頸部從上到下，從下到上，連續快速擊打約2分鐘左右。擊打力度先輕後重，以能耐受為原則。

⑦ 肩臂痛——尺澤穴

尺澤穴爲肺經上的穴位，《千金要方》：「尺澤、少澤，主短氣，脇痛心煩。」《天元太乙歌》：「五般肘疼針尺澤，冷淵一刺有神功。」

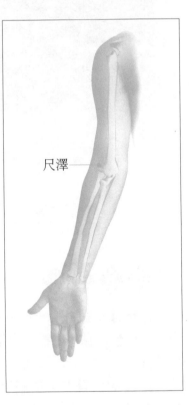

定位

在肘橫紋中，肱二頭肌腱橈側凹陷處。

功效

瀉肺平喘，滋陰潤肺。

主治

按摩此穴能治療咳嗽、氣喘、咯血、潮熱、胸部脹滿、咽喉腫痛、小兒驚風、肘臂攣痛。

尺澤

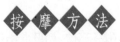 按摩方法

按摩尺澤穴能緩解肩臂痛。可由他人協助按摩，每天1次，每次10～15分鐘。也可用健側手按摩患側肩臂。

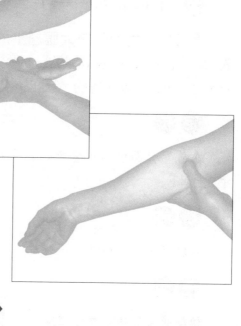

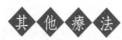

按揉肩髃、肩
髎、曲池、手三里
也能緩解和改善肩
臂痛的症狀，每穴
按揉 100 下，每天
1 次。也可在尺澤
穴上拔罐，每次
10～20 分鐘，每天
1 次。

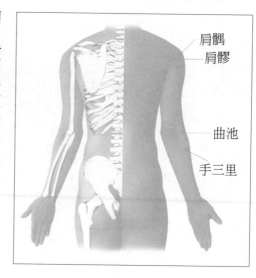

肩髃
肩髎

曲池

手三里

⑧ 手指麻木——手三里穴

手三里穴爲手陽明大腸經上的穴位，《雜病穴法歌》：「配申脈、金門治頭風、目眩、項強。配內關、內庭、足三里治腹瀉、胃痛、嘔吐。」

 定位

在前臂背面橈側，當陽谿與曲池連線上，肘橫紋下2寸處。

 功效

祛風通絡，調和腸胃。

主治

按摩此穴能治療齒痛頰腫、上肢不遂、腹痛、腹瀉。

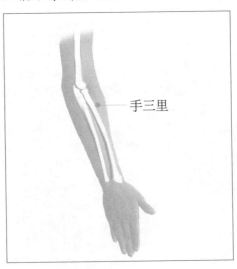

手三里

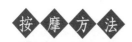

按揉手三里穴可以緩解手指麻木。方法是：用一手拇指與其餘四指按住對側手三里穴，按壓時心中默數5下，連做5次。再換另一手。

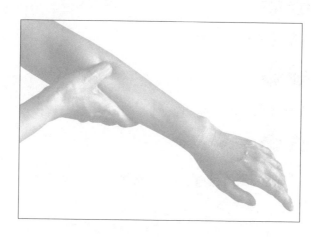

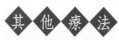

導致手指麻木的原因很多，當人體內缺乏B群維生素時，可導致神經營養與代謝功能的阻礙，使神經傳導速度減緩，引起末梢神經炎和神經根病變而出現手指麻木。另外，糖尿病、藥物或化學製劑、神經炎、局部神經受到了壓迫等，會引起手指麻木。

四肢顫動能幫助微小移位的神經恢復正常位置，以及促使全身的血液循環，有助於消除神經末梢的炎症。

方法是仰臥，頭部枕個小圓柱體，向上舉起雙手和雙腳。腳掌與地面平行。雙手和雙腳同時開始顫動。

⑨ 手臂麻木——極泉穴

極泉穴爲心經上的穴位，該穴爲心經的最高點，心主血脈，如水流，故名泉。按摩該穴可以快速緩解心悸、胸悶。

定位

在腋窩頂點，腋動脈搏動處。

功效

寬胸理氣，清心除煩。

主治

按摩此穴能治療心痛、咽乾煩渴、脇肋疼痛、瘰癧、肩臂疼痛。

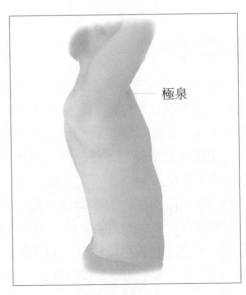

極泉

◆按◆摩◆方◆法

按揉極泉穴可以緩解手臂麻木。方法是：用一手食指、中指拿捏對側極泉穴，按壓時心中默數5下，連做5次。再換另一手。

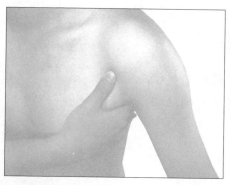

◆其◆他◆療◆法

搓筷子是緩解手臂麻木的方法之一，取有方棱的筷子數雙，雙手掌相合，快速搓動筷子，每次搓5分鐘，每天2次。

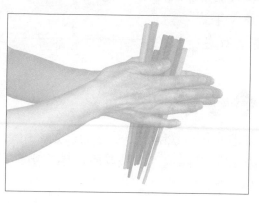

第二部分　100個養生保健穴

⑩ 滑鼠手──陽池穴

陽池穴位於手背，是三焦經上的穴位。當三焦經的氣血彙聚至此後，可化爲陽熱之氣，故手腳發涼的人，應經常按摩此穴。

定位

在腕背橫紋中，當指總伸肌腱的尺側緣凹陷處。

功效

散風清熱，和解少陽，疏經活絡。

主治

按摩此穴能治療腕痛、肩臂痛、耳聾、瘧疾、消渴、口乾、喉痹。

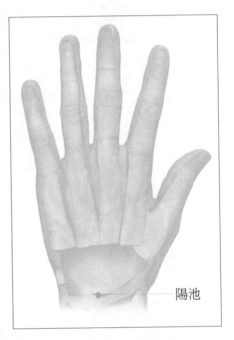

陽池

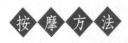

按揉陽池穴可以緩解滑鼠手。方法是：用一手拇指與其餘四指按住對側陽池穴，按壓時心中默數5下，連做5次。再換另一手。

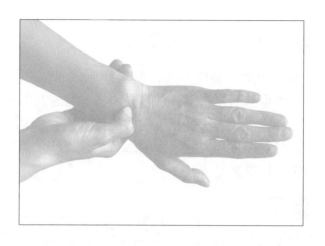

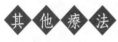

其他療法

　　長期使用電腦，
眼睛和手腕都會疲
勞，及時進行腕部的
運動能有效緩解。方
法是用力握拳，按順
時針和逆時針方向各
轉動手腕 20～30
下，然後快速張開手
掌，再用力捏緊，反
覆20～30次。

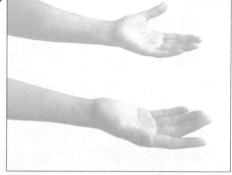

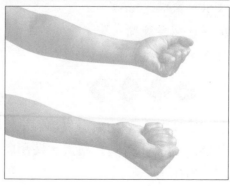

⑪ 腕臂痛——太淵穴

太淵、大陵、神門爲手三陰經輸原穴，位於腕橫紋上，但實際取穴時初學者往往容易困惑，因爲大多數人在此處有三四道橫紋。一般正確的取法應該是遠心端第二條橫紋，因爲第一條橫紋穴下皮肉菲薄，針刺易痛，而第三四橫紋則距腕關節過遠。

在腕掌側橫紋橈側，橈動脈搏動處。

止咳化痰，益肺平喘。

按摩此穴能治療咳嗽、氣喘、咯血、胸痛、咽喉腫痛、腕臂痛、無脈症。

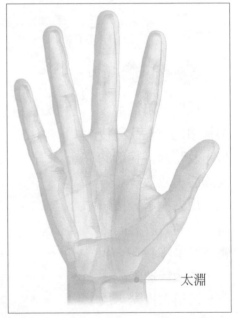

太淵

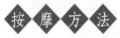

按揉太淵穴可以緩解腕臂痛。方法是：用一手拇指與其餘四指按住對側太淵穴，按壓時心中默數5下，連做5次。再換另一手。

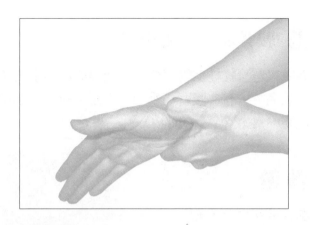

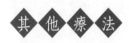
其他療法

　　選取曲池、陽谿、外關穴，每次按摩100下，每日2次，可有效緩解腕臂痛。

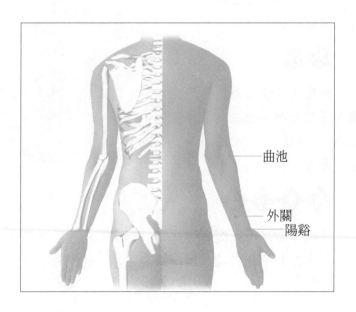

曲池

外關
陽谿

⑫ 腰背痛——委中穴

委中穴是膀胱經上的穴位，膀胱經的濕熱水氣在這裡聚集，故名。古有「腰背尋委中」之說，說明了腰背疼痛應首選委中穴。

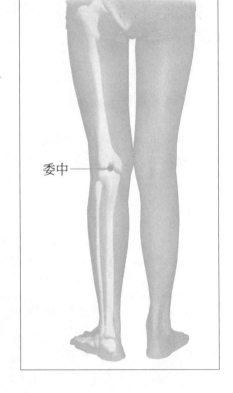

 定位

在膕橫紋中點，當股二頭肌腱與半腱肌肌腱的中間。

 功效

舒筋利節，清熱解毒，調理膀胱。

 主治

按摩此穴能治療腰痛、下肢痿痹、腹痛、吐瀉、小便不利、遺尿、丹毒。

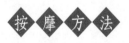 按摩方法

按揉委中穴可以緩解腰背痛。方法是用雙手食指、中指、無名指和小指同時拿捏同側委中穴，按壓時心中默數5下，連做5次。

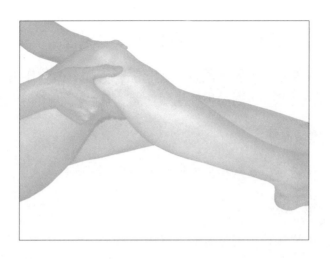

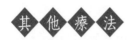

三棱針點刺膕靜脈然後拔罐出血，或者三棱針挑刺出血，出血量可在5～10毫升，治療腰背痛或瘀證。出血體質、身體虛弱者禁用。

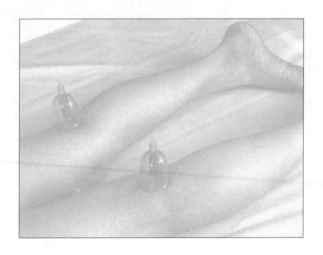

⑬ 腰痛——腰陽關穴

腰陽關爲督脈上的穴位，督脈有調節氣血的作用，爲「陽脈之海」，對於男性生殖功能，有很好的調節作用。

在腰部，當後正中線上，第4腰椎棘突下凹陷中。

強腰補腎，調經通絡，溫陽止痛。

主治

按摩此穴能治療腰骶疼痛、下肢痿痹、月經不調、赤白帶下、遺精、陽痿、便血。

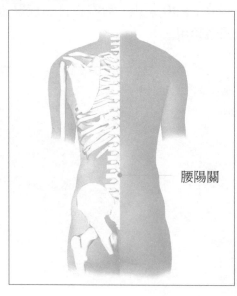

腰陽關

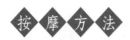

按揉腰陽關穴可以緩解腰痛。方法是：用雙手食指、中指、無名指和小指同時放在腰陽關穴上，按壓時心中默數5下，連做5次。

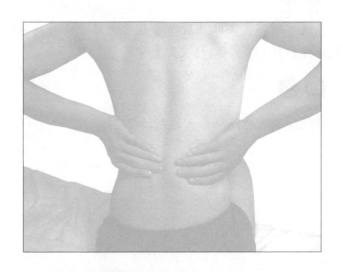

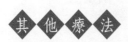

經常做屈膝團滾的動作，能有效緩解腰痛。

方法是仰臥，全身放鬆，屈膝屈髖，兩大腿緊貼腹部，兩手抱住小腿，使小腿緊貼腹部，開始左右滾動，滾動時一定要讓單側的耳、肩、手臂挨著床為止，反覆30～50下，早晚各1次。

⑭ **腰膝疼痛——環跳穴**

環跳穴爲膽經上的穴位，膽經是在身體上循行最長的一條經脈，目前很流行敲膽經，認爲可治療多種疾病。

在股外側部，側臥屈股，當股骨大轉子最凸點與骶管裂孔連線的外1/3與中1/3交點處。

祛風除濕，舒筋利節，通經活絡。

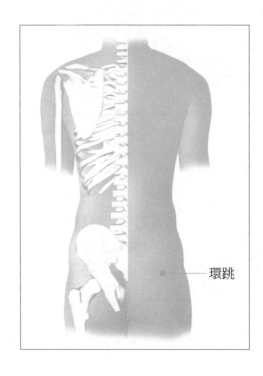

環跳

主治

按摩此穴能治療腰胯疼痛、半身不遂、下肢痿痹、遍身風疹、挫閃腰疼、膝踝腫痛不能轉側。

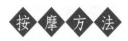

按揉環跳穴可以緩解腰膝疼痛。方法是：雙手握虛拳，同時拍打雙側環跳穴，每天2次，每次100下。

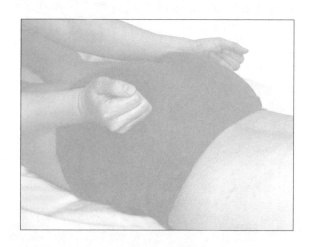

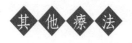

經常做屈膝牽拉的動作，能緩解腰膝疼痛。

方法是右腿單腳站立，右手扶桌子或窗臺，左腿向後屈曲膝關節。用左手握住左腳，向左臀部牽拉，直到大腿前面的肌肉有被牽拉的感覺，保持10秒鐘，然後放鬆，反覆10餘次，兩腿交替進行。

⑮ 坐骨神經痛——殷門穴

殷門穴是膀胱經上的穴位，指膀胱經的水濕在殷門處氣化，氣血物質豐盛，故名。

按摩、敲打此穴，可迅速治療腰背疼痛和坐骨神經痛，還可以強腎、舒筋，祛風濕。

在大腿後面，當承扶與委中的連線上，承扶下6寸。

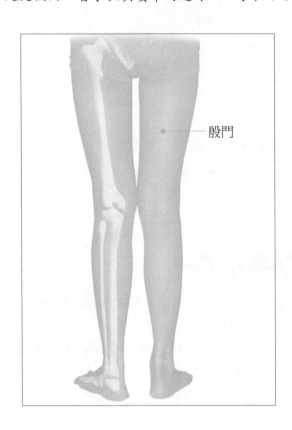

殷門

疏經通絡，強筋壯骨。

按摩此穴能治療腰痛、下肢痿痺。

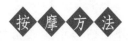

　　按摩殷門穴能緩解坐骨神經痛。可由他人協助按摩，每天1次，每次10～15分鐘。

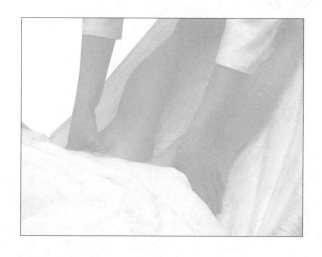

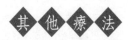

　　當發生坐骨神經病時，經常做拳打腰臀的動作能有效緩解。方法是手握空拳，捶打腰臀部及大、小腿側，用力適度，持續捶打數分鐘，以舒適爲度。

⑯ 膝關節痛——犢鼻穴

犢鼻穴爲胃經上的穴位，又叫外膝眼，因此穴位於膝外凹陷處，猶如牛的鼻孔，故名。《資生經》：「膝及膝下病；膝臏癰腫。」

屈膝，在膝部，髕骨與髕韌帶外側凹陷中，又稱外膝眼。

舒筋利節，祛寒逐濕，消腫止痛。

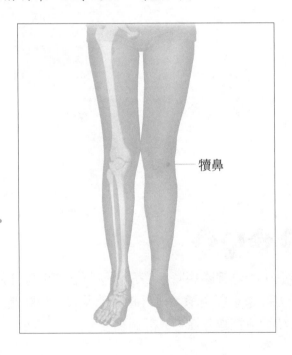

犢鼻

按摩此穴能治療膝痛、下肢麻痹、屈伸不利。

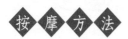

按摩犢鼻穴能緩解膝關節痛。方法是用一手拇指與其餘四指按住同側犢鼻穴，按壓時心中默數 5 下，連做 5 次。

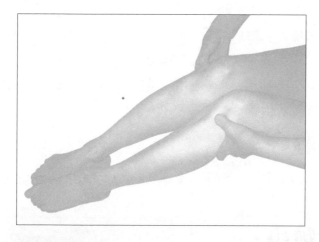

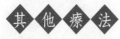

經常做馬步蹲樁可有效緩解膝關節痛，方法是站立，兩腳分開，與肩同寬，雙膝關節彎曲 90° 左右，保持此種姿勢數十秒，以膝蓋無疼痛感為度。然後恢復站立姿勢，再反覆屈膝蹲樁 10～20 次。如腿力不濟，可稍稍抬高身體，隨著鍛鍊次數的增加，逐漸降低身體的高度，直至大腿基本成直角為度。

六、防治疾病30穴

1 頭痛——頭維穴、頭臨泣穴、崑崙穴

頭維穴

頭維穴為胃經上的穴位，主治頭痛、多淚。《千金要方》：「頭維、大陵，主頭痛如破，目痛如脫。」《針灸大成》：「迎風流淚：頭維、睛明、臨泣、風池；眼瞼瞤動：頭維、攢竹。」

 定位

在頭側部，當額角入髮際0.5寸，頭正中線旁4.5寸。

 功效

疏風止痛，清頭明目。

 主治

按摩此穴能治療頭痛、目眩、流淚、眼瞼瞤動。

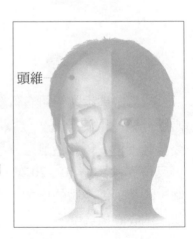

頭維

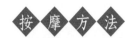

按揉頭維穴可以緩解頭痛。方法是：用雙手拇指同時按揉同側頭維穴，按壓時心中默數5下，連做5次。

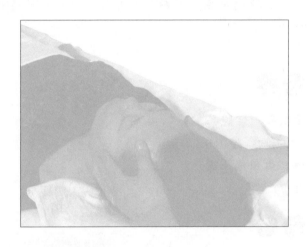

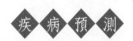

1. 眼內眥上方血管呈爪樣增生，提示偏頭痛、神經性頭痛信號。

2. 眼內眥上方血管交叉，下方呈栓塞性增生，提示前額頭痛。

3. 鼻子無外傷史，卻自然慢慢偏歪者，患有頭痛病。

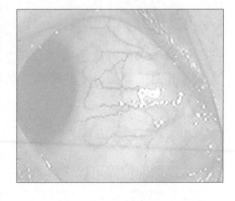

第二部分 100個養生保健穴

頭臨泣穴

頭臨泣穴爲膽經上的穴位，目前很流行敲膽經，認爲可以保健全身。頭臨泣穴是治療頭痛的特效穴。《針灸大成》：「風眩用頭臨泣、陽谷、腕骨、申脈；白翳用頭臨泣、肝俞。」

在頭部，當瞳孔直上入前髮際 0.5 寸，神庭與頭維連線的中點處。

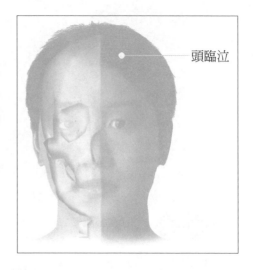

頭臨泣

疏風清熱，清頭明目，通絡宣竅。

按摩此穴能治療頭痛、目眩、目赤痛、流淚、目翳、鼻塞、鼻淵、耳聾、小兒驚癇、熱病。

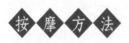

按揉頭臨泣穴可以緩解頭痛。方法是：用雙手拇指同時按揉同側頭臨泣穴，按壓時心中默數5下，連做5次。

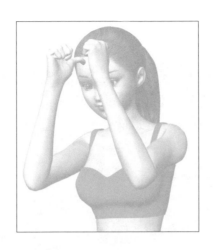

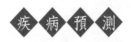
疾 病 預 測

1. 手上智慧線中斷後又有連接樣或智慧線有中斷之
跡，提示外傷性頭痛信號。

2. 智慧線上有明顯的「十」字、「米」字紋；小指甲
之人；生命線與智慧線夾角面有貫橋線；鏈狀通貫掌之
人，均為習慣性頭痛信號。

崑崙穴

崑崙穴為膀胱經上的穴位，膀胱經的水濕之氣在這裡彙聚，向外散發。《千金要方》：「崑崙、曲泉、飛揚、前谷、少澤、通里，主頭眩痛。」

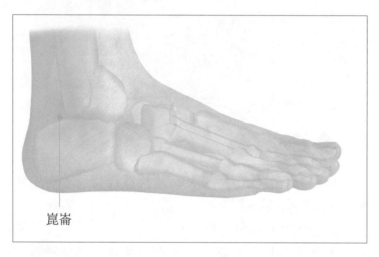

崑崙

 定位

在足部外踝後方，當外踝尖與跟腱之間的凹陷處。

 功效

清利頭目，行氣理胞。

 主治

按摩此穴能治療頭痛、項強、目眩、癲癇、難產、腰骶疼痛、足跟腫痛。

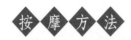

按揉崑崙穴可以緩解頭痛。方法是：用一手拇指與食指按揉同側崑崙穴，按壓時心中默數5下，連做5次。再換另一側。

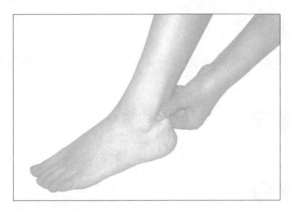

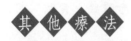

1. 站立，雙手前伸，向右、向下、向左、向上順時針方向旋轉，再逆時針方向旋轉各20～25次。

2. 端坐，頭部向上、向下、向左、向右正轉、反轉各10次。

3. 俯臥，雙手伸直，放在體側，頭部抬起，上仰後下落。每天睡前做10次。

4. 頭痛發作時，以適量熱水燙手，水溫約70～80℃。一般10分鐘後，頭痛開始緩解。燙手到30分鐘時，頭痛可基本消失。然後休息片刻，再以熱水燙腳10～20分鐘，頭痛可完全消失。

② 偏頭痛——太陽穴

太陽穴是經外奇穴,是個非常重要的穴位,經常按摩能保持青春,返老還童。《達摩秘方》中所介紹的「回春法」,就是按揉太陽穴。

 定位

在顳部,當眉梢與目外眥之間,向後約一橫指的凹陷處。

 功效

清利頭目,泄熱醒神,平肝潛陽。

主治

按摩此穴能治療偏正頭痛、目赤腫痛、目眩、目澀、牙痛、三叉神經痛。

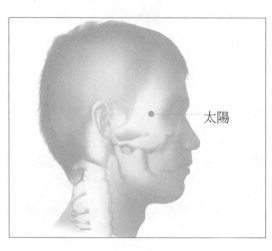

太陽

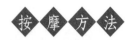

按揉太陽穴可以緩解偏頭痛。方法是：用雙手拇指同時按揉同側太陽穴，按壓時心中默數5下，連做5次。

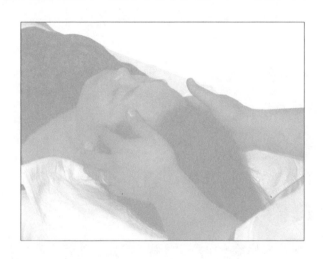

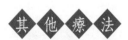

1. **旋轉雙手**：站立，雙手前伸，向右、向下、向左、向上順時針方向旋轉，再逆時針方向旋轉各20～25次。

2. **旋轉頭部**：端坐，頭部向上、向下、向左、向右正轉、反轉各10次。

3. **頭部上仰**：俯臥，雙手伸直，放在體側，頭部抬起，上仰後下落。每天臨睡前做10次。

4. **頂物行走**：將一合適物體或32開大小的書籍放在頭頂，揮動雙手，大踏步向前行走，身體不能搖動，保持物體或書籍不能落下。每天1次，每次3分鐘。

③ 眩暈——陽白穴

陽白穴是膽經上的穴位，膽經是全身最長的經脈，經常敲膽經能提高身體免疫力，消除疲勞。

 定位

在前額部，當瞳孔直上，眉上1寸。

 功效

通經活絡，明目止痛。

 主治

按摩此穴能治療頭痛、目眩、目痛、外眥疼痛、省目。

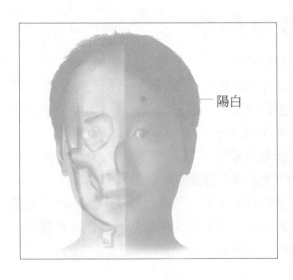

———陽白

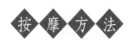

按揉陽白穴可以緩解眩暈。方法是：用雙手食指和中指同時按揉同側陽白穴，按壓時心中默數5下，連做5次。

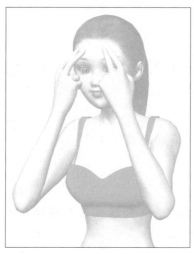

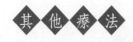

1. **追逐亮點**：仰臥時頭不可動，坐位時眼與頭可協調活動。自己或家屬持一個鐳射筆，將光射於牆上形成亮點，移動亮點時，雙眼追逐亮點，由慢到快，由短距離到長距離。

2. **觀察遠近物體**：由觀察遠近物體，進行頭部屈曲伸展運動。如先看牆上的壁畫，再看地上的鞋等。

3. **左右觀望**：由左右觀望，如先看右側物體，再看左側物體，進行頭部的左、右側屈運動。

④ 白内障——角孫穴

角孫穴是三焦經上的穴位，該穴位於三焦經的最高點，能吸收其他經脈的氣血。《針灸大成》：「治齦腫、目翳、齒齲、項強等。」

在頭部，折耳廓向前，當耳尖直上入髮際處。

清熱散風，消腫止痛。

按摩此穴能治療耳部腫痛、目赤腫痛、目翳、齒痛、唇燥、項強、頭痛。

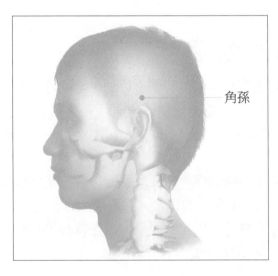

角孫

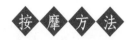

按揉角孫穴可以治療和緩解白內障。方法是：用雙手拇指同時按揉同側角孫穴，按壓時心中默數5下，連做5次。

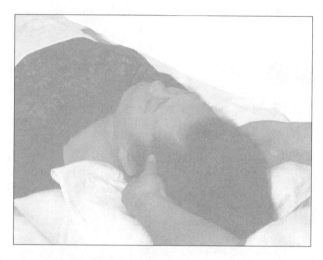

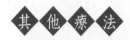

1.燈火灸角孫穴治療腮腺炎、風熱乳蛾、急性結膜炎等。方法是：右手持止血鉗，夾燈火草一段，蘸上麻油，點燃，對準穴位迅速點觸灼燒，在灼灸患者的皮膚時，以聽到「啪」聲爲度。

2.按摩以下穴位可以緩解白內障。方法是：單手拇指與食指揉捏對側食指第2關節各50次，每天3次。單手拇指按壓養老穴，早、晚各30次。雙手拇指、食指按揉腳底第3趾的尖端30秒至1分鐘。

⑤ 青光眼──行間穴

行間穴爲肝經上的穴位，主治肝氣鬱結所致的痛經、頭痛等病。因肝開竅於目，故本穴又治目疾，尤其是治療青光眼的特效穴。

定位

在足背側，當第1、2趾間，趾蹼緣的後方赤白肉際處。

功效

清肝瀉火，涼血調經，息風潛陽。

主治

按摩此穴能治療痛經、白帶、陰中痛、遺尿、疝氣、胸脇滿痛、頭痛、眩暈、目赤痛、青盲、中風、癲癇、失眠、口喎、膝腫、下肢內側痛、足跗腫痛。

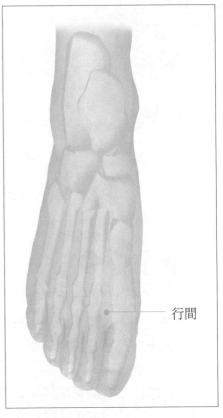

行間

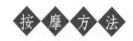

按揉行間穴可以治療和緩解青光眼。方法是：用一手拇指按揉對側行間穴，按壓時心中默數5下，連做5次。再換另一側以同法按摩。

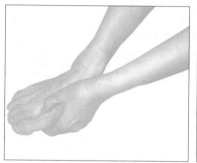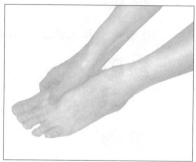

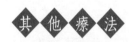

1. 炒決明子10克，綠茶1～3克，冰糖適量，沸水沖泡，代茶飲。

2. 桑葉、菊花各15克，甘草5克，綠茶1克，加水煮沸，代茶頻飲。

3. 蜂蜜50毫升，每天2次，沸水沖飲。

4. 穀精草、白菊花各15克，水煎，取汁，加羊肝100克，煮熟後食用。

⑥ 眼瞼下垂──魚腰穴

魚腰穴是經外奇穴,位於眉中,是治療目疾的特效穴。《針灸大成》:「在眉毛中間是穴,治眼生垂簾翳,針入一分,沿皮向兩旁是也。」

在額部,瞳孔直上,眉毛中。

清熱消腫,明目止痛。

按摩此穴能治療目赤腫痛、目翳、眼瞼動、眼瞼下垂、眶上神經痛。

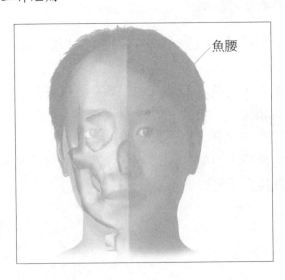

魚腰

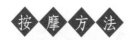

按揉魚腰穴可以治療和緩解眼瞼下垂。方法是：用雙手中指同時按揉同側魚腰穴，按壓時心中默數5下，連做5次。

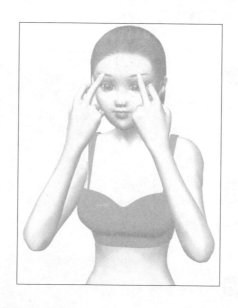

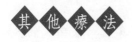

1. 可由他人按摩，也可以自己按摩，從印堂穴至睛明穴，再沿上眼眶經魚腰、絲竹空、太陽、瞳子髎諸穴，並沿下眼眶上緣到睛明穴，往返移動操作約6分鐘。

2. 在額部沿眼眶用緩和、深沉的壓力抹向一方，往返操作7～8次。

3. 同時配合按揉睛明、魚腰、太陽諸穴。

用腦過度——風池穴

風池穴爲膽經上的穴位，是人體的大穴之一，既能疏解外風，又能清利頭目，緩解疲勞。風池穴爲治療頭痛、鼻塞、目不明的特效穴。

 定位

在項部，枕骨之下，胸鎖乳突肌與斜方肌之間的凹陷處。

 功效

清熱消腫，明目止痛。

 主治

按摩此穴能治療頭痛、頭暈、感冒、鼻炎、耳鳴、耳聾、眼病、咽喉疾患等。

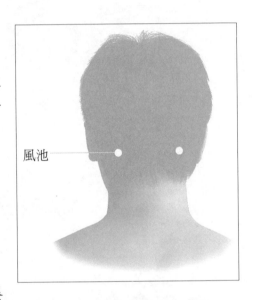

風池

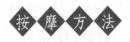 按摩方法

按揉風池穴可以緩解疲勞，用腦過度。方法是：用雙手拇指同時按揉同側風池穴，按壓時心中默數5下，連做5次。

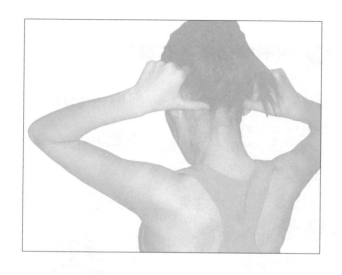

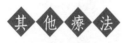

1. 搓熱雙手掌後，在前額處經鼻兩側向下至臉頰部，再向上至前額處，做上、下方向的揉臉動作36次。

2. 雙手揉搓耳部36次。

3. 十指自然彎曲成梳子狀，自前向後作梳理頭髮的動作36次。

4. 雙手五指分開，自前向後，先以各指指端快速叩擊頭皮，逐漸加重，最後用手指拍打頭皮36次。

5. 雙掌捂住雙耳，手指放在枕骨上，食指壓在中指上，食指快速下滑，彈擊耳後枕骨處36次。

6. 雙手十指交叉，抱住後頭部，作頸部後伸動作36次。

7. 用雙手掌輕輕按摩頭部，將頭髮從前向後理順，呼吸稍加深並減慢，數次後恢復平靜呼吸。

⑧ 咽喉腫痛——孔最穴

　　孔最穴是肺經上的穴位，凡是與呼吸道有關的疾病，此穴最有效，如咽痛、咳喘等。

　　中醫認為，肺與大腸相表裡，故此穴對與大腸有關的痔疾也有特效。

定位

　　在前臂掌面橈側，當尺澤與太淵連線上，腕橫紋上7寸處。

功效

　　宣肺止咳，涼血止血。

主治

　　按摩此穴能治療咯血、咳嗽、氣喘、咽喉腫痛、肘臂攣病、痔疾。

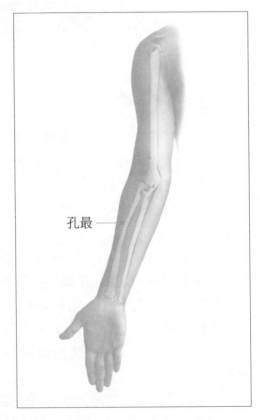

孔最

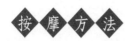

按摩方法

按揉孔最穴可以治療咽喉腫痛。方法是：用一手拇指與其餘四指按揉對側孔最穴，按壓時心中默數5下，連做5次。

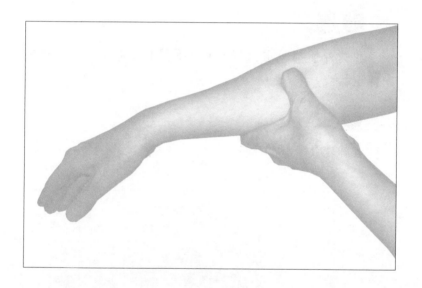

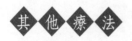

其他療法

1. 按摩廉泉穴約3分鐘；在喉結旁自上而下推按30次；輕捏喉結向左右輕搖30次；按揉風府、風池、啞門、天柱、合谷諸穴各2分鐘。

2. 用雙手輕提雙耳尖，有節奏地連續提動100下，每天3次。

9 咳喘——中府穴

中府穴爲肺經起始穴，但《標幽賦》中說：「穴出雲門，抵期門而最後。」中府穴位偏體內，偏治臟病，而至雲門穴經氣才出於體表。

在胸外側部，雲門下1寸，平第1肋間隙處，距前正中線6寸。

功效

宣肺理氣，寬胸止痛。

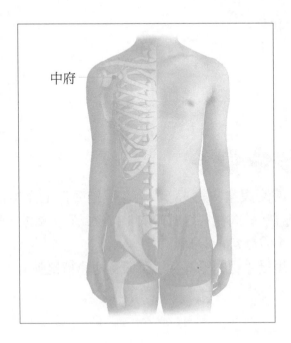

中府

按摩此穴能治療咳嗽、氣喘、肺脹滿、胸痛、肩背痛。

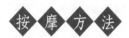

　　按揉中府穴可以治療各種原因引起的咳喘。方法是：用一手拇指與其餘四指按揉對側中府穴，按壓時心中默數5下，連做5次。

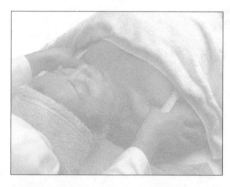

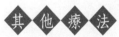

　　1. 艾炷或艾條灸中府穴治療寒證肺病。

　　2. 可敷貼治療咳喘，配大椎、肺俞、膏肓、百勞、膻中等穴。將白芥子、延胡索各20克，甘遂、細辛各10克，共為末，用時加麝香0.6克，和勻，分3次用薑汁調成糊狀，敷於穴位上，大小如蠶豆，約1～2小時去之，在夏季三伏時使用，每10日敷1次。對減少和控制哮證發作有一定療效，適用於幼兒，成人亦可使用。現又衍生出冬季三九中亦應用此法，並稱為「伏九貼法」。

⑩ 梅核氣──天突穴

天突穴是任脈上的穴位,能夠降氣化痰平喘。梅核氣是郁證患者的一個症狀,患者咽中有異物感,吐之不出,吞之不下。

在頸部,當前正中線上胸骨上窩中央。

寬胸理氣,宣肺化痰,利咽開音。

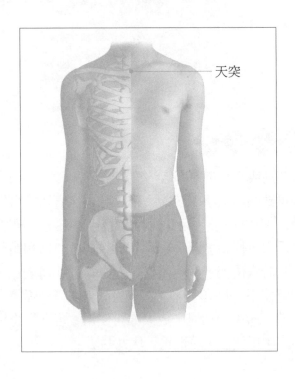

按摩此穴能治療咳嗽、哮喘、胸中氣逆、咯唾膿血、咽喉腫痛、舌下急、暴喑、癭氣、噎嗝、梅核氣。

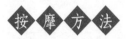

按揉天突穴可以清利咽喉，減輕梅核氣症狀。方法是：用一手拇指按揉天突穴，按壓時心中默數5下，連做5次。

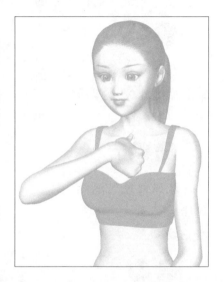

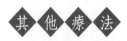

耳穴貼敷可治療梅核氣，選取耳穴神門、肺、咽喉、肝、腎上腺，用75%酒精對耳廓皮膚進行消毒脫脂，用0.6公分×0.6公分膠布將王不留行子固定於所選穴位上。兩耳同時選穴，每週換穴2次，2週為1個療程。兩個療程之間，間歇3日。

治療期間，囑患者每日揉壓所選耳穴3～5次，刺激強度根據病人情況而定，一般均選用中等刺激，使耳廓有發熱、發脹、放射感。貼穴治療過程中幫助病人分析病情，讓病人充分瞭解所患病症的基本概況，即幫助患者消除顧慮，建立治療信心。

⑪ 感冒——大椎穴

大椎穴爲督脈上的穴位，是治療多種疾病的首選穴，可按、可針、可灸、可拔罐。《楊敬齋針灸全書》：「傷寒發熱：大椎、合谷、中衝。」

在後正中線上，第7頸椎棘突下四陷中。

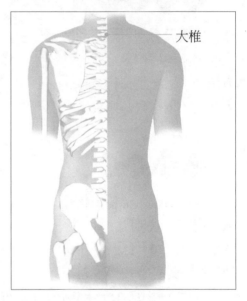

大椎

疏風解表，瀉熱通陽，息風止痙，截瘧止痛。

按摩此穴能治療熱病、瘧疾、咳嗽、喘逆、骨蒸潮熱、項強、肩背痛、腰脊強、角弓反張、小兒驚風、癲狂癇證、五勞虛損、七傷乏力、中暑、霍亂、嘔吐、黃疸、風疹。

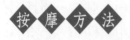

按揉大椎穴可以快速地緩解感冒的症狀。方法是：將一手繞到頸後，放在大椎穴上，按壓時心中默數5下，連做5次。兩手交替按揉。

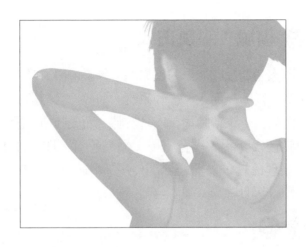

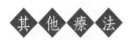
其他療法

1. 三棱針點刺大椎穴數下，然後拔罐出血，治療感冒。

2. 雀啄灸至皮膚潮紅，治療寒戰。

3. 鮮薑搗爛敷貼大椎穴上，加熱水袋熱熨，治療感冒。

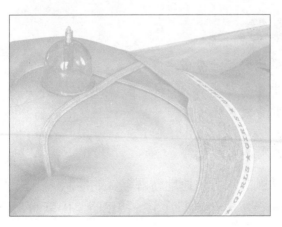

⑫ 傷風——風門穴

風門穴名爲風門，爲入風之門。外風侵襲人體，其途徑有二：其一從口鼻而入，經肺系直入肺內；其二則從皮毛即是自風門而入，下傳肺俞，內舍於肺，而成肺衛之證。

運動後大汗出，裸背當風，極易感冒，即因汗出毛孔開張，腠理疏鬆，風邪經風門侵犯於肺。入風之門，亦是祛風之所，因此主治一切外風之證。

在背部，當第2胸椎棘突下，旁開 1.5寸。

疏風解表，宣肺清熱。

按摩此穴能治療傷風、咳嗽、發熱頭痛、項強、胸背痛、痤瘡。

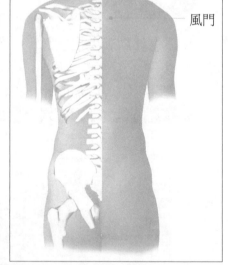

風門

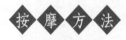

按揉風門穴可快速地緩解傷風的症狀。方法是：將兩手繞到頸後，放在風門穴上，按壓時心中默數5下，連做

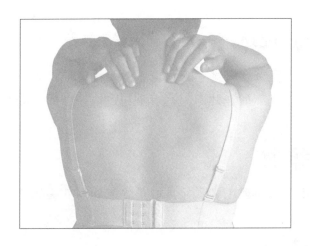

5次。兩手交替按揉。

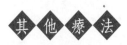

1. 點刺拔罐出血，治療肺熱咳嗽，以及肺風粉刺。
2. 常灸本穴，可預防感冒。
3. 本穴為穴位敷貼常用穴。

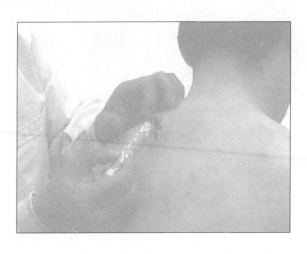

⑬ 呃逆——天容穴

天容穴爲小腸經上的穴位。容，指承納；天，指天部氣血。如果氣血在此處阻塞，則可透過按摩使其散發，而使疾病得癒。

在頸外側部，當下頷角的後方，胸鎖乳突肌的前緣凹陷中。

疏風清熱，利咽消腫，理氣寬胸。

按摩此穴能治療耳鳴、耳聾、咽喉腫痛、頸項強痛。

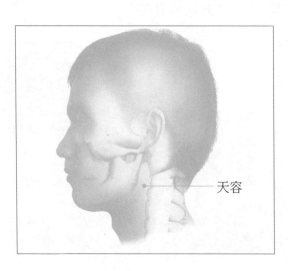

天容

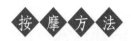

按揉天容穴可止呃逆。方法是：用雙手拇指同時按在同側的天容穴上，按壓至呃逆止住。

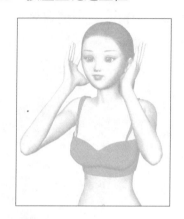

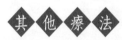

指切耳部膈區治嗝很有效，突發呃逆時可首選本穴。也可選用其他穴位。如按壓少商、內關、攢竹各穴都有不錯的效果。

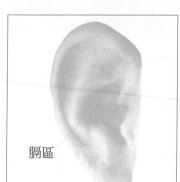

膈區

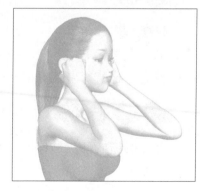

⑭ 甲狀腺功能亢進——膏肓穴

膏肓穴是補虛的第一大穴，清代名醫吳謙在其著作《醫宗金鑑》中說，膏肓「百損諸虛無不良」。《千金要方》中也說「膏肓無所不治」。虛得補，則火自降也。

在背部，當第4胸椎棘突下，旁開3寸。

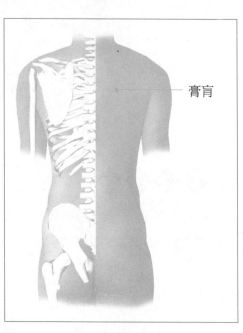

膏肓

滋陰清肺，益氣養血，補益虛損。

按摩此穴能治療咳嗽、氣喘、肺癆、健忘、遺精、完穀不化。

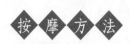

艾灸膏肓穴能緩解甲狀腺功能亢進的症狀，常用艾炷灸7～15壯。

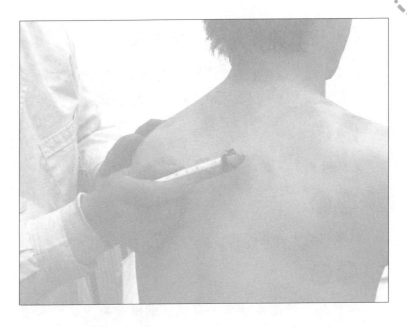

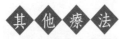 其 他 療 法

　1. 梨1個，鮮藕1節，甘蔗1段，荸薺10個，白蘿蔔1個，共煮湯飲。

　2. 龍眼肉6枚，蓮子、芡實各20克，紅糖適量，共煮湯，睡前飲。

　3. 菊花12克，加水，煮沸後加綠茶1克，蜂蜜25克，分3次溫服。

　4. 綠豆50克，海帶、粳米各100克，加水熬粥食用。

　5. 乾荔枝5個（鮮品量加倍），杏仁10克，茶葉5克，水煎，加適量白糖後飲用。連飲15天。

⑮ 甲狀腺腫大──扶突穴

扶突穴爲大腸經上的穴位，主要治療咽喉腫痛、吞咽困難、甲狀腺腫大等。對於咳嗽、氣喘等病也有很好的療效。

 定位

在頸外側部，喉結旁，當胸鎖乳突肌前、後緣之間。

 功效

理氣化痰，清熱疏風。

主治

按摩此穴能治療咳嗽、氣喘、咽喉腫痛、暴喑、瘰癧、癭氣、臂痛麻木。

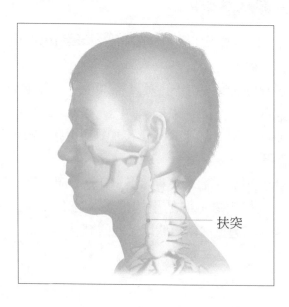

扶突

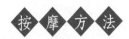

按摩方法

　　按揉扶突穴可以緩解甲狀腺腫大。方法是：用一手食指、中指、無名指、小指按揉對側扶突穴，按壓時心中默數5下，連做5次。再換另一手。

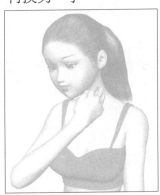

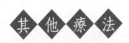

其他療法

　　1. 生馬鈴薯搗爛，加等量麵粉，用少許生薑汁調和成馬鈴薯餅，外敷甲狀腺肥大處。每天換敷1次，長期堅持，有效。

　　2. 紫菜乾20克，冷開水洗淨，加麻油、食鹽調味，每天吃3次。

　　3. 海帶60克，綠豆150克，加水煮爛，紅糖調味，連吃數週。

　　4. 海蜇皮50克，洗淨，切細，加作料涼拌，經常食用。

　　5. 黃豆150克，昆布、海藻各30克，加水煮湯，經常喝。

16 牙痛──三間穴

三間穴是大腸經的穴位，緊鄰合谷穴，是治療牙病的特效穴。《醫宗金鑒》：「主治牙齒疼痛，食物艱難及偏風眼目諸疾。」

定位

微握拳，在手食指本節（第2掌指關節）後，橈側凹陷處。

功效

疏風清熱，消腫止痛。

主治

按摩此穴能治療咽喉腫痛、牙痛、腹脹、眼痛。

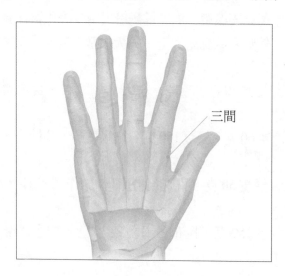

三間

…

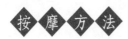

　按揉三間穴可以緩解牙痛。方法是：用一手拇指按揉對側三間穴，按壓時心中默數5下，連做5次。再換另一手。

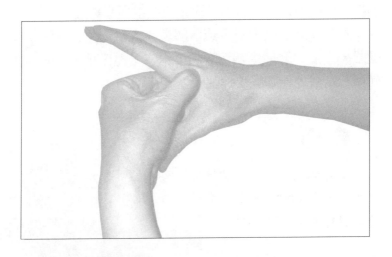

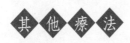

　1. 按壓牙痛穴（在手背第2、4掌骨間、離指關節約1橫指處），由輕到重，逐漸加壓，直至有明顯酸痛為止。

　2. 雙手拇指沿耳前，由上而下，經耳門、聽宮、聽會諸穴，再經耳垂順至下關穴為止，按順序按摩，次數不限。

　3. 按揉合谷穴3分鐘。左側牙痛掐右側合谷穴，右側牙痛掐左側合谷穴，上牙痛按壓患側下關穴，下牙痛按壓患側頰車穴，各10分鐘。

⑰ 腮腺炎——列缺穴

　　列缺穴偏出本經，在太淵與尺澤連線與手陽明大腸經線之間，當肱橈肌與拇長展肌腱間有凹陷如溝槽，取穴時勿按「簡便取穴法」將本穴誤定位在手陽明經上。

　　本穴在肺而絡大腸，疏風解表兼清熱，尤重在清頭項間風熱之邪，邪散則咽清喉利。本穴又通任脈，而咽爲任脈所行，故擅治咽喉疾病。

定位

　　在前臂橈側緣，橈骨莖突上方，腕橫紋上 1.5 寸，當肱橈肌與拇長展肌腱之間。

功效

　　疏風散寒，宣肺止咳，通調任脈。

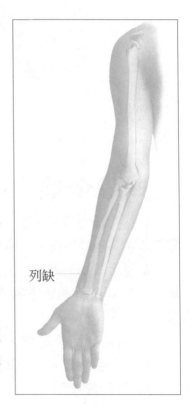

列缺

主治

　　按摩此穴能治療傷風、頭痛、項強、咳嗽、氣喘、咽喉腫痛、口眼喎斜、齒痛。

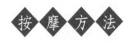

按揉列缺穴能預防和緩解腮腺炎。方法是：用一手拇指按揉對側列缺穴，按壓時心中默數5下，連做5次。再換另一手。

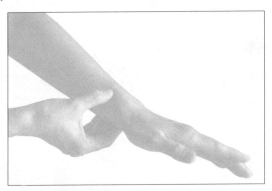

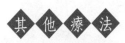

1. 列缺穴隔薑灸治療遺尿。

2. 點灸列缺穴治療流行性腮腺炎。

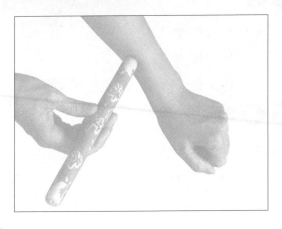

⑱ 心絞痛──缺盆穴

缺盆穴為胃經上的穴位，《類經圖翼》：「主瀉胸中之熱，治與大杼、中府、風府同。」

在鎖骨上窩中央，距前正中線4寸。

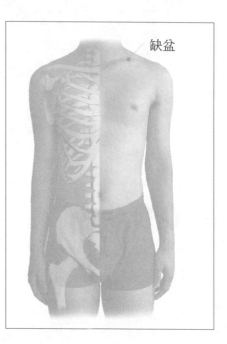

缺盆

清肺利咽，理氣降逆，化痰散結。

主治

按摩此穴能治療咳嗽、氣喘、咽喉腫痛、缺盆中痛、瘰癧。

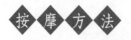

按揉缺盆穴能預防和緩解心絞痛。方法是：用一手拇指按揉對側缺盆穴，按壓時心中默數5下，連做5次。再換另一手。

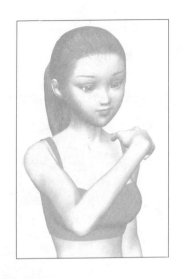

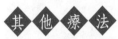

1. 用右手大拇指和食指點壓左手中指甲根部左右兩側，一壓一放，各5～6分鐘，有立即止痛之效。

2. 手持一角硬幣，用其邊緣按壓至陽穴3～6分鐘，以出現酸脹為度。一般按壓10～30秒即可緩解疼痛。按壓1次維持的有效時間為25分鐘。每天按壓3～4次。

3. 用拇指在內關穴處向下用力按壓，同時做與肌腱成垂直方向的撥動，頻率每分鐘為100次。力度準確時，有明顯的酸脹感。一般按壓30秒即起效。

4. 用拇指按膻中穴，順、逆時針方向各按摩30次。時間持續約3分鐘。再用雙手併成梳狀，分別向兩側沿肋間隙平推刮肋弓30次，最後放鬆肩部和上肢。隨著均勻深長的呼吸，將雙肩自前向後緩慢旋轉10～15次，疼痛可獲緩解。

⑲ 黃疸——肝俞穴

肝俞爲膀胱經上的穴位，經常按摩此穴，能提升肝氣，緩解肝鬱，對黃疸、肝病有特效。

在背部，當第9胸椎棘突下，旁開1.5寸。

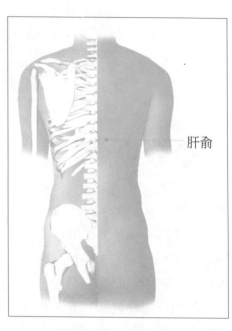

肝俞

疏肝利膽，養血明目，息風潛陽。

按摩此穴能治療黃疸、脇痛、吐血、目赤、目眩、雀目、癲狂癇、脊背痛。

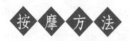

按揉肝俞穴能緩解黃疸。對心情抑鬱、脇肋脹痛以及肝血不足所致視物昏花、肌肉抽動也有一定效果。

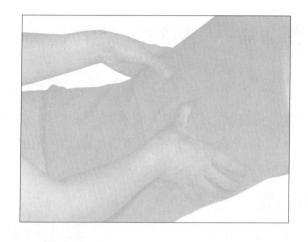

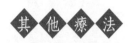

肝俞穴針上加艾條灸3～5壯，治療眼瞼下垂。

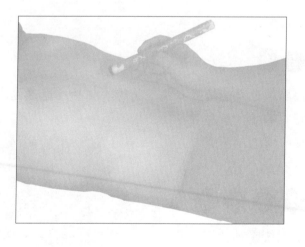

⑳ 胃痛——神道穴、梁丘穴

神道穴

神道穴為督脈上的穴位，該穴對心臟疾病、胃腸疾病有特效。《針灸資生經》：「神道、幽門、列缺、膏肓俞，治健忘。」

在背部，當後正中線上，第5胸椎棘突下四陷中。

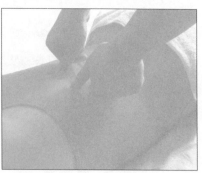

神道

養心寧神，通絡止痛。

主治

按摩神道穴能治療心痛、驚悸、怔忡、失眠健忘、中風不語、癲癇、腰脊強、肩背痛、咳嗽、氣喘。

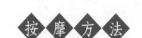

拇指旋壓神道穴可治療胃脘痛，在胃脘痛發作時按壓200下。

梁丘穴

梁丘穴爲胃經上的穴位,該穴位於大腿髖骨外,按之有明顯的凹陷,故名「丘」。按摩此穴可緩解突發的胃痛。

 定位

屈膝,大腿前面,當髂前上棘與髕底外側端的連線上,髕底上2寸。

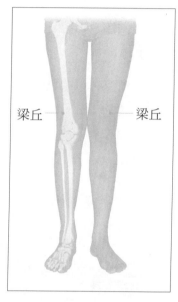

梁丘　　　　　梁丘

 功效

和胃通絡,理氣止痛。

主治

按摩梁丘穴能治療胃痛、膝腫痛、下肢不遂、乳癰、血尿。

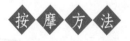 **按摩方法**

按揉梁丘穴能預防和緩解胃痛。方法是:用雙手拇指按揉同側梁丘穴,按壓時心中默數5下,連做5次。

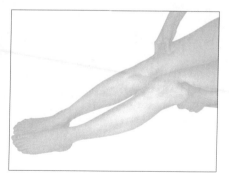

㉑ 胸脇痛——章門穴

章門穴爲肝經上的穴位，是緩解胸脇病的特效穴。《針灸甲乙經》：「腰痛不得轉側，章門主之。」

在側腹部，當第11肋游離端的下方。

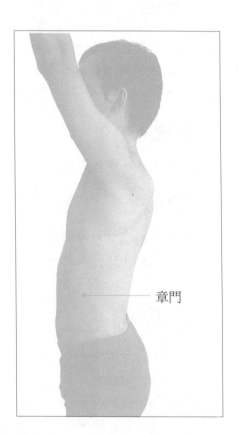

疏肝利膽，健脾和胃，調氣活血。

按摩章門穴能治療腹痛、腹脹、腸鳴、泄瀉、嘔吐、神疲肢倦、胸脇痛、黃疸、痞塊、小兒疳積、腰脊痛。

章門

按摩方法

按揉章門穴能預防和緩解胸脇痛。方法是：用雙手拇指按揉同側章門穴，按壓時心中默數5下，連做5次。

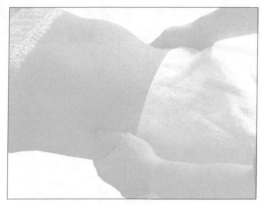

其他療法

用雙手推搓胸脇是緩解胸脇痛的好方法。可自己按摩，也可由他人按摩，搓至胸脇痛緩解為止。

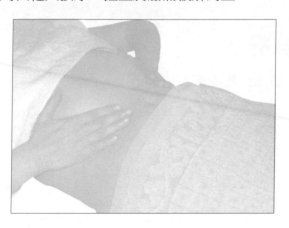

㉒ 腹瀉──天樞穴

天樞穴爲大腸募穴，配上巨虛治療泄瀉療效甚佳，無論脾胃虛弱飲食不愼泄瀉，或者飲食不潔所致泄瀉，均有良好的療效。但需注意的是，若因飲食不潔所致泄瀉者不可見泄止泄，需等泄盡方用針。

在腹中部，平臍中，距臍中2寸。

健脾和胃，通調腸腑，活血調經。

按摩此穴能治療腹脹腸鳴、繞臍痛、便秘、泄瀉、痢疾、月經不調。

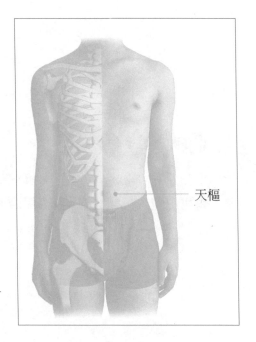

天樞

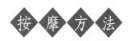

按摩方法

按揉天樞穴能治療和緩解腹瀉。方法是：用雙手食指、中指、無名指、小指按揉同側天樞穴，按壓時心中默數5下，連做5次。

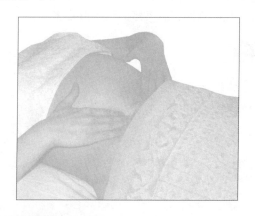

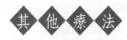

其他療法

艾條灸氣海、天樞穴，可有效緩解腹瀉，每次灸10～15分鐘，以皮膚發紅為度，每天2次。

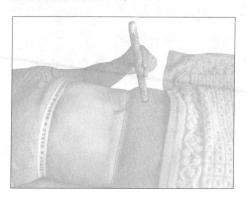

第二部分

100個養生保健穴

㉓ 痔瘡——長強穴

長強穴屬督脈，位置接近肛門。長，循環無端；強，健行不息。督脈爲陽脈之總綱，爲十四經脈之首，而長強穴（尾椎底部）爲全身諸穴之首。按摩長強穴可以疏通經絡，改善肛門血液循環，達到止癢的效果。

在尾骨端下，當尾骨端與肛門連線的中點處。

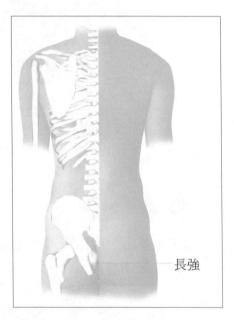

長強

通督鎮痙，清利濕熱，固脫消痔。

按摩此穴能治療泄瀉、痢疾、便秘、便血、痔疾、癲狂、脊強反折、癃淋、陰部濕癢、腰脊、尾骶部疼痛。

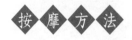

按揉長強穴能治療痔瘡。方法是用雙手食指、中指、無名指、小指按揉長強穴，按壓時心中默數5下，連做5次。

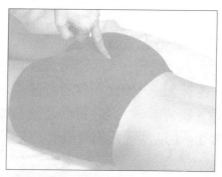

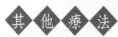

1. 仰臥，全身儘量放鬆，雙手重疊放在小腹上，呼氣時腹部下陷。反覆做15～20次。

2. 仰臥，兩腿交叉，臀部及大腿用力夾緊，肛門逐漸用力收縮上提，持續5秒鐘左右。然後放鬆，反覆做15～20次。

3. 仰臥，全身儘量放鬆，雙手重疊放在小腹上，呼吸與體肛運動相配合，吸氣時腹部鼓起，肛門放鬆，呼氣時腹部下陷，肛門收縮，並向上提縮肛門。持續5秒鐘左右。然後放鬆，反覆做15～20次。

4. 仰臥，屈膝，兩腿根靠近臀部，兩臂平放體側，以腳掌和肩部支撐，骨盆抬起，同時收縮、上提肛門，持續5秒鐘左右，還原，反覆做15～20次。

5. 坐於床沿，兩腳交叉，然後兩手叉腰並站起，同時做肛門收縮、上提。持續5秒鐘左右後放鬆，坐下。反覆做15～20次。

6. 站立，兩手叉腰，兩腳交叉，踮起足尖，同時做肛門收縮、上提。持續5秒鐘左右後還原，反覆做15～20次。

24 遺精——志室穴

《靈樞‧本神》：「意之所存謂之志」；室，私密居處。「腎藏精，精舍志」，穴在腎俞之旁，故名。本穴別名精宮（《醫學入門》），爲補腎塡精要穴。

在腰部，當第2腰椎棘突下，旁開3寸。

補腎益精，通陽利尿。

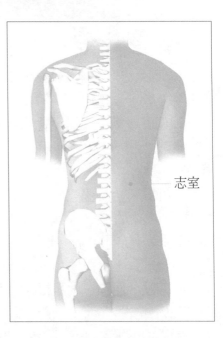

志室

按摩此穴能治療遺精、陽痿、小便不利、水腫、腰脊強痛。

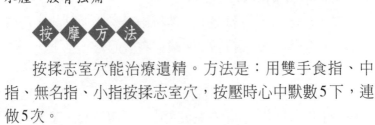

按揉志室穴能治療遺精。方法是：用雙手食指、中指、無名指、小指按揉志室穴，按壓時心中默數5下，連做5次。

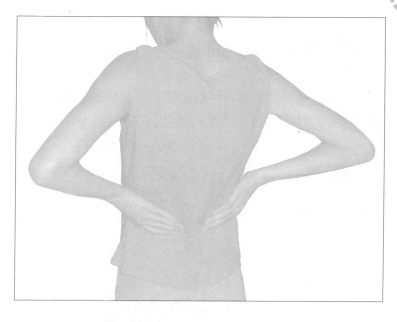

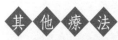 其他療法

1. 芡實粉30克，核桃仁15克，大棗6枚，水煮成糊，加白糖適量，不拘時吃。

2. 枸杞子60克，粳米100克，豆豉少許，熬粥，入蔥白、鹽，早、晚食用。

3. 核桃仁60克，韭菜150克，用麻油炒熟，薑、蔥、味精調味後佐餐食用。

4. 大棗15枚，山藥250克，粳米100克，加水熬粥喝。

5. 蓮子肉，去芯，研末，每天2次，每服1匙。

25 疝氣——三角灸

三角灸爲經外奇穴，是治療疝氣、腹痛的特效穴。凡是慢性腹瀉服藥效果不佳者，採用三角灸效果較好。

以患者兩口角之間的長度爲一邊，做等邊三角形，將頂角置於患者臍心，底邊呈水平線，兩底角處是該穴。

溫中散寒，止疝。

三角灸宜灸療，可治療疝氣、腹痛。

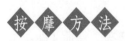

選取三角灸，取艾條，點燃後，對準穴位，灸20分鐘，每天1次。

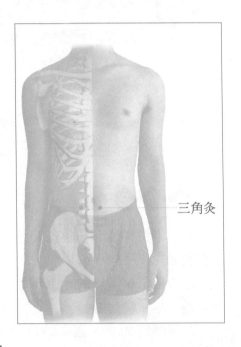

三角灸

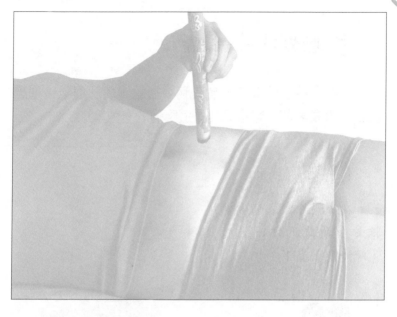

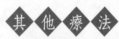

1. **奔豚上沖** 兩穴俱灸,每穴灸14壯。

2. **婦女不孕** 兩穴俱灸,每穴灸11壯。每月從月初開始,連灸5日,神效。

3. **兩丸蹇塞** 左患灸右,右患灸左,各14壯。並灸氣衝穴7壯。

4. **冷疝心痛** 兩穴均灸3～7壯,並治腹部疾患。

26 膽囊炎——膽囊穴

膽囊穴爲經外奇穴，具有利膽通腑，疏肝理氣，通經止痛之功效。是一切膽囊及膽道疾病的有效穴。

在小腿外側上部，當腓骨小頭前下方凹陷處（陽陵泉）直下2寸。

利膽通腑，疏肝理氣，通經止痛。

按摩此穴能治療急、慢性膽囊炎，膽石症，膽道蛔蟲症，膽絞痛、脇痛、下肢痿痹。

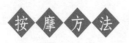

按揉膽囊穴能緩解膽囊炎。方法是：用雙手拇指按揉

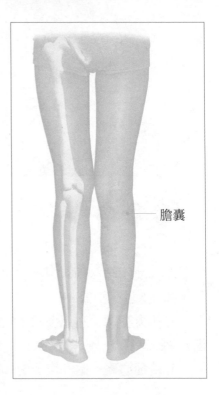

膽囊

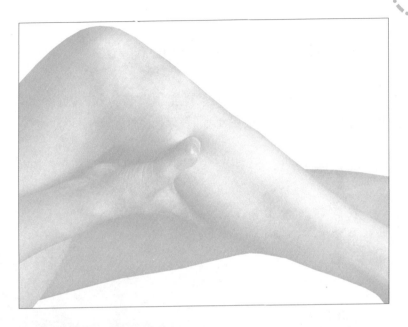

同側膽囊穴，按壓時心中默數5下，連做5次。

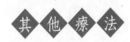

1. 按揉肝俞、膽俞各2分鐘。按揉三陰交、膽囊穴各1分鐘。

2. 點揉曲池、內關、期門、陽陵泉、懸鐘、丘墟諸穴各1分鐘，每天2次。

3. 餐後1～2小時，坐位，放鬆腹部肌肉，右手四指併攏，指尖朝向膽囊部位，快速衝擊膽囊區，使膽囊被擠壓、振盪。肥胖者可在深吸氣收腹後憋住氣，再用手指摳著肋下部衝擊。10秒鐘內做15～18遍，每次2～3分鐘。也可用手指深深頂住膽囊部位，再反覆做深呼吸，讓膽囊去擠壓手指。一般每天3次。

㉗ 更年期綜合徵——心俞穴

按摩心俞穴有寧心安神、養血潤膚的功效。因此心煩的時候可以按摩，女性更年期時按摩能有效緩解症狀。

在背部，當第 5 胸椎棘突下，旁開 1.5 寸。

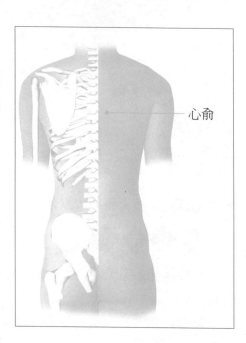

心俞

養血寧心，通絡止痛，理氣寬胸。

按摩此穴能治療心痛、驚悸、咳嗽、吐血、失眠、健忘、盜汗、夢遺、癲癇。

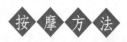

按揉心俞穴，能緩解更年期綜合徵的症狀。方法可由他人協助進行，每天 1 次，每次 100 下。

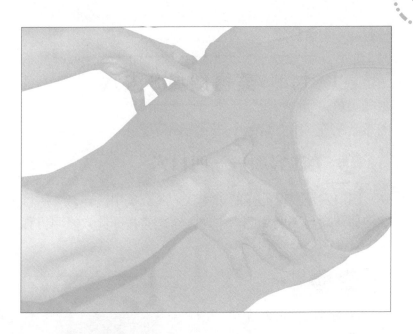

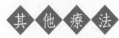

1. 花生葉50克，洗淨，水煎，取汁，調入冰糖，代茶飲，連飲多時。

2. 黑木耳，炒乾，粉碎，每次2匙，每天3次，連用3月。

3. 核桃仁50克，枸杞子15克，粳米100克，加水熬粥，早、晚喝。

4. 綠茶適量，佛手片5克，沸水沖泡，代茶飲。

5. 新鮮桑葚子500克，加水煮至極爛，再加冰糖200克，小火熬成果醬。每次1匙，每天2次。

七、 美容瘦身8大穴

1 美麗容顏——四白穴

四白穴是眼保健操的常用穴。《針灸甲乙經》:「目痛口僻,戾目不明,四白主之。」經常按摩此穴能明目養顏。

 定位

在面部,瞳孔直下,當眶下孔凹陷處。

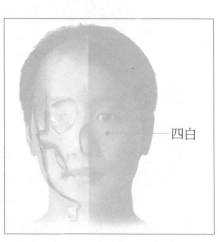

四白

 功效

明目止痛,疏風清熱。

主治

按摩此穴能治療目赤痛癢、目翳、眼瞼瞤動、口喎、頭痛、眩暈。

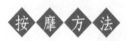 **按摩方法**

按揉四白穴能美麗容顏。方法是:用雙手拇指按揉同側四白穴,按壓時心中默數5下,連做5次。

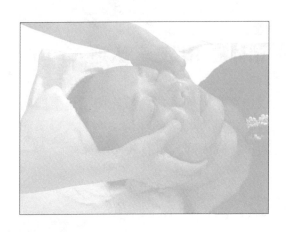

1. 冬瓜 1 個，酒 1500 克，蜜 500 克。將冬瓜洗淨切碎，入酒同煮爛，撈去渣後，再用布過濾，慢火熬成膏，入蜜再熬，至稀稠適中時，再次過濾，貯瓶備用。使用時取適量，用唾液調塗面部，再用手充分擦面至紅潤。

2. 半夏，研爲細末，用米醋調開塗於面部。不計遍數，從早到晚，連敷 3～5 日。

3. 生鴿蛋，用麵粉調成糊狀，敷於面部，可美面增白。每日 1～2 次。

4. 將雞蛋 3 個放入酒中，密封，浸泡 28 日後即可使用。每夜以蛋白敷面。

5. 綠豆粉 90 克，白菊花、白附子、白芷各 30 克，食鹽 15 克，冰片 1.5 克。上藥共研細末，清水調開，代肥皂洗面。

6. 牛奶、黃瓜汁、檸檬汁、蒲公英各適量。將蒲公英浸入三汁中待用。每日早、晚洗臉後蘸汁擦面。

② 消除雙下巴——人迎穴

人迎穴是胃經上的穴位，該穴將胃經氣血向外傳輸，把營養物質輸送到人體各個部位。有的人雙下頦很嚴重，影響了美觀，按摩人迎穴可有效緩解。

在頸部，喉結旁，當胸鎖乳突肌的前緣，頸總動脈搏動處。

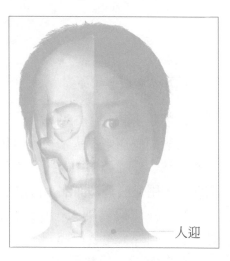

人迎

清肺利咽，調理氣血，降氣化痰。

按摩此穴能治療咽喉腫痛、氣喘、瘰癧、瘻氣、高血壓。

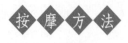

按揉人迎穴能消除雙下巴。方法是：用一手食指、中指、無名指按揉對側人迎穴，按壓時心中默數5下，連做

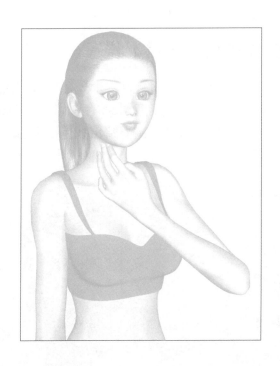

5次。

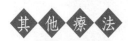

1. 以兩手食指、中指指腹從下頦尖部開始向兩邊按揉，沿足陽明胃經循行線路至耳前部，然後再按揉回下頦尖部，反覆操作1分鐘。

2. 一手食、中、無名指併攏，用三指指腹按揉頦頸部1分鐘，再從下頦尖部開始向兩側分抹，經下頦角至耳前，重複操作20次。

3. 用兩手拇指和食、中指指腹相對用力捏揉下頜部，從下頦尖部至下頦角來回移動，反覆操作1分鐘。

4. 兩手併攏，輕拍下頦兩側及頦頸部1分鐘。

③ 魚尾紋──瞳子髎穴

瞳子髎穴治療魚尾紋的獨特效果，已經得到醫學界和美容界的普遍認同，該穴還可以治療目疾。《針灸銅人》：「治青盲目無所見，遠視疏疏，目中膚翳，白膜，目外眥赤痛。」

在面部，目外眥旁，當眶外側緣處。

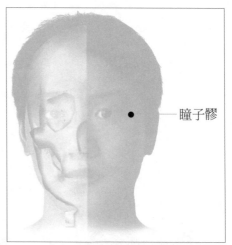

瞳子髎

疏風清熱，明目止痛。

按摩此穴能治療頭痛、目赤、目痛、怕光羞明、迎風流淚、遠視不明、白內障、目翳。

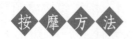

按揉瞳子髎穴能消除魚尾紋。方法是：用雙手食指按揉同側瞳子髎穴，按壓時心中默數5下，連做5次。

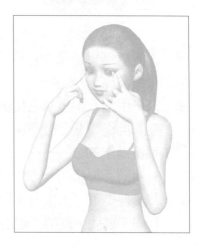

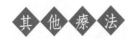

1. 用三棱針點刺瞳子髎出血，治療麥粒腫。

2. 以中指或食指指腹按揉瞳子髎，每次10～15分鐘，每日3次，治療眼瞼痙攣。

3. 蛋黃1個，蜂蜜、植物油（橄欖油、桃仁油或玉米油）各1匙，混合後塗面部3層，保留20～30分鐘後，用溫水洗去。

4. 新鮮胡蘿蔔2個，雞蛋黃1個，藕粉少許。將胡蘿蔔洗淨，搗爛如泥，調入雞蛋黃、藕粉拌勻。面部清潔後敷於面部，約20分鐘，先用溫水再用冷水洗去。每日1次。

5. 燕麥粉、蜂蜜各1湯匙。將蜂蜜加熱，使之變稀後，緩慢加入燕麥粉內拌勻成敷料，清潔面部後塗上敷料。20分鐘後，用清水洗淨。每日或隔日1次。

6. 絲瓜250克，黃瓜250克，蜂蜜適量，豆腐1塊。將絲瓜、黃瓜洗淨，切成小塊，用榨汁機榨取原汁，加入蜂蜜調成飲料；再取出瓜渣與豆腐攪拌成敷料，將敷料敷於面部，20分鐘後用清水洗淨。每日或隔日1次。

④ 眼角下垂——絲竹空穴

絲竹空穴是三焦經上的穴位，位於三焦經的最高點，專治目疾，因處於眉梢，故對眼角下垂很有效。

 定位

在面部，當眉梢凹陷處。別稱「目髎」。

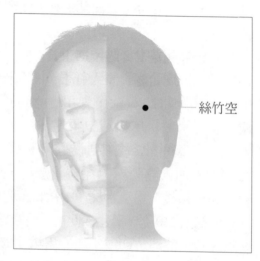

絲竹空

 功效

醒腦明目，疏風止痛。

 主治

按摩此穴能治療頭痛、目眩、目赤痛、眼瞼瞤動、齒痛、癲癇。

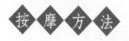 **按摩方法**

按揉絲竹空穴能消除眼角下垂。方法是：用雙手拇指按揉同側絲竹空穴，按壓時心中默數5下，連做5次。

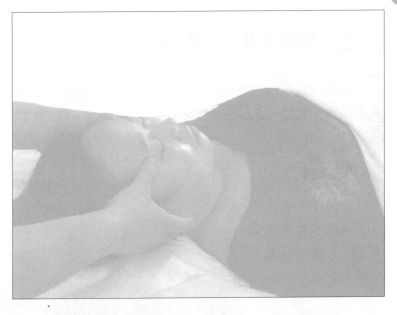

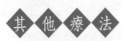

1. 兩手掌分別放在兩側面部，上下輕擦，反覆操作20次，以面部有熱感為宜。

2. 雙手大魚際在兩側顴部做環形按揉1分鐘。

3. 雙手拇指指腹按揉瞳子髎、絲竹空、角孫、太陽穴各1分鐘。

4. 雙手中指指腹在兩側眼角處按揉20次。

5. 雙手食、中、無名指及小指併攏，用四指掌面輕輕拍打顴部、面頰部1分鐘。

5 豐胸美乳——乳根穴

乳根穴是豐胸美乳的特效穴。《針灸甲乙經》:「胸乳下滿痛,膺腫,乳根主之。」

定位

在胸部,當乳頭直下,乳房根部,當第5肋間隙,距前正中線4寸。

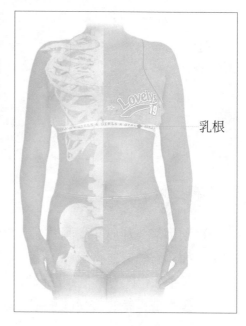

乳根

功效

寬胸理氣,活絡通乳。

主治

按摩此穴能治療咳嗽、氣喘、呃逆、胸痛、乳癬、乳汁少。

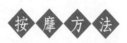

按摩方法

按揉乳根穴能豐胸美乳。方法是:用一手食指、中指按揉對側乳根穴,按壓時心中默數5下,連做5次。再換

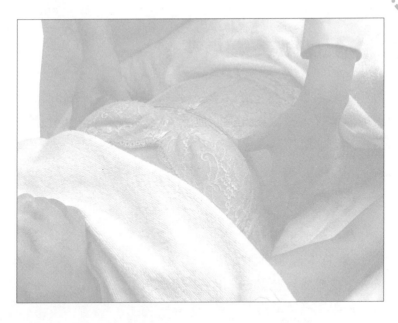

另一手。

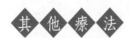

1. 做擴胸運動，每天數次，可伸展、增厚胸肌，促使乳房豐滿。

2. 雙膝跪地，兩手臂伸直撐於身體兩側的地面，然後向下作屈臂動作，一直彎曲到下頦和胸部及地為止，反覆10次。

3. 仰臥，頭、腳、兩臂不離地，身體向上提起，使臀部離地，並保持片刻，反覆做10次。

4. 站立，先舉起左手手臂，盡力向上伸直，同時左腿向下伸直，持續5秒後，換右側手臂及右腿，方法相同。

6 瘦臉——頰車穴

頰車穴是胃經上的穴位，該穴本是治療牙痛的特效穴，但是臨床發現該穴還能瘦臉，治療面癱等。《針灸甲乙經》：「頰腫，口急，頰車痛，不可以嚼。」

在面頰部，下頜角前上方約1橫指（中指），當咀嚼時咬肌隆起，按之中央凹陷處。

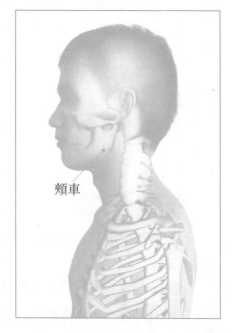

頰車

祛風通絡，通利牙關。

主治

按摩此穴能治療口眼喎斜、齒痛、頰腫、口噤不語。

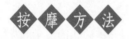

按揉頰車穴能改善胖臉。方法是：用雙手食指按揉同側頰車穴，按壓時心中默數5下，連做5次。

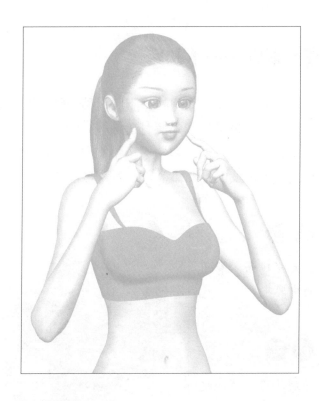

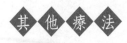

1. 兩手掌分別貼於兩側面部，上下輕擦面部，反覆操作20次，以面部有熱感為宜。

2. 雙手食、中和無名指併攏，用三指指面在兩側顳部做環形推摩1分鐘。

3. 雙手食、中、無名、小指併攏，用雙手四指指面輪換拍打兩側面頰部，反覆操作1分鐘。

4. 雙手食、中、無名指及小指併攏，用四指掌面輕輕拍打前額、顳部、面頰及下頜部1分鐘。

⑦ 緊臀——承扶穴

承扶穴是美容界公認的防止脂肪堆積，防止臀部下垂的重要穴位。按壓承扶穴不僅有疏通經絡的作用，而且能直接刺激臀大肌的收縮。因此，按壓的力度以能夠使臀大肌收縮上提、按壓後有臀部緊縮、抬高的感覺為佳。

在大腿後面，臀下橫紋的中點。

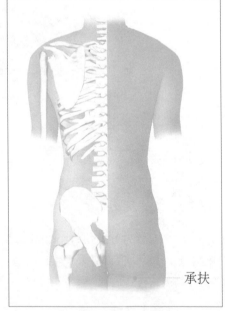

承扶

舒筋活絡，消痔通便。

按摩此穴能治療腰骶臀股部疼痛、痔疾。

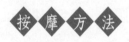

按揉承扶穴能緊臀。方法是：用雙手拇指按揉同側承扶穴，按壓時心中默數5下，連做5次。

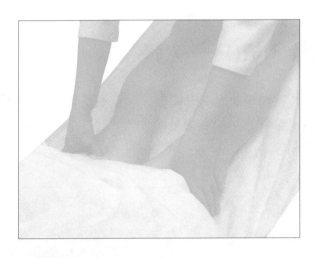

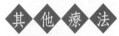 其他療法

1. **爬樓梯**：上下樓儘量不坐電梯，爬樓梯能鍛鍊大腿和臀部的肌肉，還可以消耗多餘的熱量。

2. **推牆**：雙腿併攏，雙手撐在牆上，腿打直，臀部先向外伸展10秒，接著再朝牆靠近10秒，重複做，不僅可以雕塑臀部曲線，也有收腹的效果，小腹會慢慢變得平坦。

3. 雙腳張開，與肩同寬，踩住彈力繩，雙手再握住繩子放在肩上，臀部往下蹲，使大腿與小腿間約成90度，靜止動作維持8秒後，再站直。

4. 雙腳張開，與肩同寬，踩住彈力繩，兩腳成前、後步，接著下蹲，使前、後腳的大腿及小腿都成90度。

5. **金雞獨立**：找一把椅子，扶著椅背，一腳站直，另一腳在空中向後伸展，約2秒後，再放下，動作可重複10～15次，接著換腳再做。

8 酒渣鼻——素髎穴

素髎穴屬督脈，有升陽救逆、開竅清熱之功。實驗表明，刺激素髎穴可使心搏量增加，呼吸加強，尿量增多，血糖升高等。

在面部，當鼻尖的正中央。

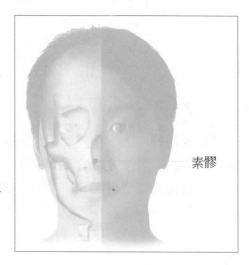

素髎

清熱開竅，蘇厥救逆。

按摩此穴能治療鼻塞、鼻出血、鼻流清涕、鼻淵、酒渣鼻、驚厥、昏迷、新生兒窒息。

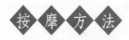

按揉素髎穴能緩解酒渣鼻。方法是：用一手食指按揉素髎穴，按壓時心中默數5下，連做5次。

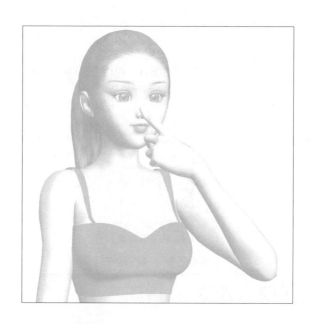

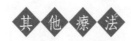 其 他 療 法

　1. 雄黃、硫黃各15克，輕粉6克，共研細末，乳汁調搽患處。

　2. 鮮菱白60克。將菱白洗淨，切成細絲，水煎服。

　3. 苦瓜適量，把苦瓜去籽洗淨，切成薄片，用精鹽醃一下，瀝乾水分，用熱油炒或涼拌。每日當菜佐食，連食數日。

國家圖書館出版品預行編目資料

養生保健穴速成／王 穎 主編
——初版，——臺北市，品冠，2013〔民102.02〕
面；21公分 ——（休閒保健叢書；28）
ISBN 978－957－468－931－6（平裝；附影音光碟）

1.穴位療法 2.經穴 3.按摩

413.915   101025655

養生保健穴速成 附VCD

主　　編／王　穎

責任編輯／壽亞荷　郭敬斌

發 行 人／蔡孟甫

出 版 者／品冠文化出版社

社　　址／台北市北投區（石牌）致遠一路2段12巷1號

電　　話／（02）28233123 · 28236031 · 28236033

傳　　眞／（02）28272069

郵政劃撥／19346241

網　　址／www.dah-jaan.com.tw

E－mail／service@dah-jaan.com.tw

承 印 者／傳興印刷有限公司

裝　　訂／建鑫裝訂有限公司

排 版 者／弘益電腦排版有限公司

授 權 者／遼寧科學技術出版社

初版1刷／2013年（民102年）2月

定　價／280元

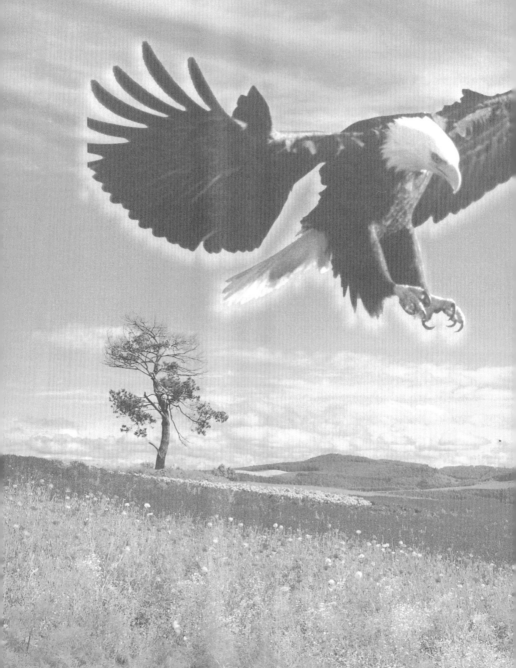

大展好書　好書大展
品嘗好書　冠群可期